MARCOS FIEL

VOCÊ É UM PROJETO DE DEUS CRIADO PARA DAR CERTO

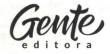

Diretora
Rosely Boschini

Gerente Editorial Sênior
Rosângela de Araujo Pinheiro Barbosa

Editora Júnior
Natália Domene Alcaide

Assistente Editorial
Fernanda Costa

Produção Gráfica
Fábio Esteves

Edição de Conteúdo
Guilherme Kuhnen

Preparação
Andréa Bruno

Capa
Thiago de Barros

Projeto Gráfico
Mateus Cardoso

Diagramação
Gisele Baptista de Oliveira

Revisão
Algo Novo Editorial

Impressão
Gráfica Bartira

Caro(a) leitor(a),

Queremos saber sua opinião sobre nossos livros. Após a leitura, siga-nos no **linkedin.com/company/editora-gente**, no TikTok **@EditoraGente** e no Instagram **@editoragente** e visite-nos no site **www.editoragente.com.br**. Cadastre-se e contribua com sugestões, críticas ou elogios.

Copyright © 2023 by Marcos Fiel
Todos os direitos desta edição são reservados à Editora Gente.
Rua Natingui, 379 – Vila Madalena
São Paulo-SP – CEP 05443-000
Telefone: (11) 3670-2500
Site: www.editoragente.com.br
E-mail: gente@editoragente.com.br

Dados Internacionais de Catalogação na Publicação (CIP)
Angélica Ilacqua CRB-8/7057

Fiel, Marcos
    Você é um projeto de Deus criado para dar certo / Marcos Fiel. – São Paulo : Editora Gente, 2023.
    192 p.

ISBN 978-65-5544-329-5

1. Desenvolvimento pessoal 2. Vida cristã 3. Deus – Mensagens I. Título

23-1762   CDD 158.1

Índice para catálogo sistemático:
1. Desenvolvimento pessoal

Este livro foi impresso pela Gráfica Bartira
em papel pólen bold 70 g/m² em abril de 2023.

NOTA DA PUBLISHER

Atualmente, muitas pessoas enfrentam uma sensação de desconexão com a vida, de não estarem vivendo seu propósito. O maior agravante dessa situação é que um grande problema pode levar a outros, como insatisfação, estresse e depressão – transtornos cada vez mais comuns na nossa sociedade.

Logo no título, este livro já nos traz um alívio, uma brisa de ar fresco. Nós somos um projeto de Deus, nós temos um propósito com a nossa existência. E se, por acaso, ainda não nos sentimos assim, significa apenas que nos perdemos em nosso caminho, que algo nos tirou dessa rota trilhada pelo Divino.

Onde foi que você se perdeu? Marcos Fiel é autor estreante na casa, mas, sem dúvida, vai transformar a vida de milhares de pessoas com este livro que tem como principal objetivo mostrar a você, leitor(a), o caminho de volta. Ele vai ajudar as pessoas a se conectarem com algo maior que elas mesmas e a encontrarem o propósito para o qual nasceram.

Encontre nas palavras de Marcos a sabedoria necessária para deixar de sabotar a sua existência. Permita-se viver a vida que você nasceu para viver. Boa leitura!

ROSELY BOSCHINI
CEO E PUBLISHER DA EDITORA GENTE

Dedico este livro ao meu irmão e sócio, Tiago, que sempre esteve comigo.

AGRADECIMENTOS

Agradeço à minha companheira, minha esposa Gislaine.

Agradeço aos meus filhos, Nicole, Giovanni e Lorenzo, meu precioso legado nesta Terra.

Agradeço aos meus pais, Wilson e Glória, a quem honro pela vida.

Agradeço ao meu irmão, Tiago; sua esposa, Rubia; e meu sobrinho, Rafael, em quem tenho família.

Agradeço ao Instituto Academy Mind, onde vivo em unidade com todos.

VOCÊ É UM PROJETO DE **DEUS**
CRIADO PARA **DAR CERTO**

SUMÁRIO

PREFÁCIO 8

INTRODUÇÃO 12

CAPÍTULO 1 QUANDO FOI QUE
EU ME PERDI? 21

CAPÍTULO 2 O QUE ESTÁ
ME IMPEDINDO?
FATORES EXTERNOS 41

CAPÍTULO 3 O QUE ESTÁ
ME IMPEDINDO?
FATORES INTERNOS 55

CAPÍTULO 4 É O MOMENTO DO BASTA 75

CAPÍTULO 5 PERMISSÃO, ENERGIA
E MOVIMENTO 97

CAPÍTULO 6 TERMINE TUDO
QUE COMEÇAR 111

CAPÍTULO 7 O DIAGNÓSTICO 141

CAPÍTULO 8 O SEGREDO — O CARDÁPIO
DE NECESSIDADES 165

CAPÍTULO 9 ZONA DE CONFRONTO 177

TRANSBORDE! 191

PREFÁCIO

Todo ser humano na face da Terra tem um propósito de vida. Mas nem todo mundo sabe disso. Dos que sabem, nem todos descobrem o seu propósito. E, dos que descobrem, poucos conseguem prosperar abundantemente e servir outras pessoas a partir disso.

Algumas pessoas clarificam e sabem bem qual é a razão pela qual vivem, a obra que edificam, o propósito que cumprem. No entanto, pagam o alto preço de não prosperar abundantemente com o que fazem.

Outros, crescem na carreira, têm resultados financeiros incríveis, mas sempre sentem que falta alguma coisa. Sentem que, apesar de existir resultado monetário abundante, falta alguma coisa. E essa coisa é, sem dúvidas, o propósito que pede para ser cumprido.

Toda essa confusão, que é uma ausência de significado, de resultado ou de ambos, é fruto de pouca clareza acerca de quem realmente é o ser humano, de sua verdadeira identidade. Diante da necessidade e do merecimento de que as pessoas vivam tudo o que nasceram para viver, cumpram seus propósitos, prosperem e transbordem cada vez mais na vida dos outros, nasce a necessidade de uma declaração: você é um projeto de Deus criado para dar certo.

Acreditar e declarar que somos um projeto implica, antes de tudo, a crença de que não somos aleatórios. Em vez disso, somos desenhados. Projetados.

E isso muda tudo. Porque, qualquer projeto é criado para ter resultados positivos. No entanto, é maior do que isso. Porque esse projeto é criado pelo próprio Deus, então a crença de que somos um projeto é até pequena perto da fé, da certeza, de que fomos planejados pelo Criador para dar muito, muito certo.

Perante toda a beleza de sermos uma ideia que Deus edificou para dar certo, nasce um questionamento: se quem nos fez, fez para que déssemos certo, por que tantas coisas dão errado? Por que tantas pessoas passam a vida inteira se esforçando sem colher os frutos que realmente gostariam? Ora, aparentemente, apenas ser um projeto criado para dar certo não é o bastante.

Você vai entender que é possível – e frequente – que a sua mente humana desanime, enfraqueça. E, mesmo com muita vontade de fazer as coisas acontecerem, talvez você já tenha se percebido em ciclos viciosos que o atrapalham de viver tudo aquilo que nasceu para viver.

Quando se identifica que um projeto é criado para ter sucesso e resultado, e se percebe que esse projeto está alcançando resultados menores do que poderia, é necessário tomar uma postura: diagnosticar o que tem causado resultados menores diante de tanto esforço e de tanta vontade de que seja melhor.

Permita-se, nas próximas páginas, viajar pelo diagnóstico. Você está começando uma jornada para dentro de si, investigando tudo o que tem travado você de viver sete vezes mais do que tem vivido.

VOCÊ É UM PROJETO DE **DEUS** CRIADO PARA **DAR CERTO**

ACREDITAR E DECLARAR QUE SOMOS UM PROJETO IMPLICA, ANTES DE TUDO, A CRENÇA DE QUE NÃO SOMOS ALEATÓRIOS. EM VEZ DISSO, SOMOS DESENHADOS. PROJETADOS.

Marcos Fiel

Acredite: você é um projeto de Deus criado para dar certo. E está na sua mão a possibilidade de fazer esse projeto crescer, prosperar e transbordar.

Comece com o que você tem. Faça com o que você tem. Neste momento, você tem este livro. Comece por ele. Até porque talvez suas condições, hoje, não sejam as ideais, e até podem influenciar a maneira como você vai, mas que você vai, vai!

Você é um projeto de Deus criado para dar certo.

Acorde sua mente!

INTRODUÇÃO

A vida é baseada em pressupostos.

Partindo da lógica de que há perigo em atravessar uma avenida movimentada, olho para os lados antes de cruzá-la.

A partir da tese de que comer além do que preciso é ruim para a saúde, interrompo minha alimentação quando percebo que já me saciei.

Bom, neste livro você perceberá que, antes de qualquer outro pressuposto, há uma verdade maior: **você é um projeto de Deus criado para dar certo.** Porque, se você é um projeto, isso significa que alguém o criou. E como quem criou você foi Deus, você foi feito para dar certo. No entanto, não significa que, necessariamente, isso acontecerá de fato. Existem fatores que influenciam direta ou indiretamente para que o projeto se concretize de maneira positiva ou não.

Afinal de contas, se você é um projeto de Deus criado para dar certo, por que as coisas não dão certo sempre? Aliás, por que muitas vezes parece que tudo está dando errado? O que leva uma criação do próprio Deus a sentir ansiedade, frustração, incômodo e falta de realização?

Perguntas assim pedem respostas. E sintomas como esses pedem diagnóstico.

E este livro é uma ferramenta poderosa e valiosa que ajudará você a alcançar essas respostas e a entender o que está acontecendo em sua vida. Porque um diagnóstico tem muito valor. Afinal, sem um diagnóstico em mãos é impossível acessar um tratamento e chegar a uma cura.

Você perceberá que não há dúvidas de que você é um projeto que Deus criou para ter muito resultado e abundância. E perceberá também, na mesma medida, que você tem muita responsabilidade para que esse projeto, criado para dar certo, realmente dê.

E por que eu posso dizer isso com convicção?

Bom, a resposta é simples. Porque eu, Marcos, que com certeza sou um projeto de Deus criado para dar certo, já falhei muito. Fracassei, fui ao fundo do poço e não vi mais saídas. E eu vou contar essa história. Mas o que importa agora é saber que, durante muito tempo, eu não assumi a responsabilidade para fazer o projeto de Deus para a minha vida dar certo e quero ajudar você a não cometer esse mesmo erro e a fazer diferente, assim como eu fiz.

Eu aprendi desde criança que a vida era feita de altos e baixos. E talvez você também tenha aprendido que às vezes estamos por cima, nos picos, e outras vezes estamos nos vales.

Mas eu aprendi mais do que isso. Aprendi que tudo precisava de muito esforço para dar certo. Aprendi que Deus me ajudaria se, primeiro, eu pagasse um preço muito alto, carregasse um fardo muito pesado e trabalhasse muito para que tudo desse certo. Eu aprendi, aliás, que eu seria honrado se estivesse na correria.

E por isso me dediquei muito àquilo em que acreditava. Eu era elogiado por muitos por ser esforçado e trabalhador. Mais do que isso, era elogiado por ter muito potencial. E foi assim até o dia em que percebi que não queria ser esforçado, trabalhador e alguém com muito potencial. Eu queria resultado positivo em todas as áreas da minha vida, para mim, para minha família e para a sociedade.

Eu percebi que, querendo conquistar, eu estava me perdendo. Querendo ter, eu estava deixando de ser. Querendo alcançar, eu estava me deixando para trás. Percebi que o que eu pensava não era necessariamente o que eu queria pensar. Que o que eu decidia não era de fato o que eu queria para minha vida.

Eu percebi que as minhas escolhas não eram puramente minhas e, ao me ver no fundo do poço da minha história, decidi que era hora de escolher outro caminho. Até ali eu tinha seguido a trilha do esforço e, portanto, não era essa mesma trilha que me levaria a uma realidade de liberdade, lucro e tempo.

Eu era esforçado. Mas só é esforçado quem precisa fazer força. E só precisa fazer força quem carrega algo pesado. Mas um dia ouvi que o fardo que eu tinha para carregar era leve. E percebi que, se está pesado meu fardo, é porque estou carregando algo que não é meu. E entendi que bom não é ser esforçado; bom é ter resultado sem precisar se esforçar o tempo todo. Bom é que as coisas venham como um fluxo, não como um esforço constante.

Desde que decidi entender como minha mente funcionava e por que ela me impedia verdadeiramente de eu avançar, nunca mais parei. E, inclusive, disse para Deus que, se o jogo virasse, eu passaria o resto da minha vida ensinando pessoas a fazerem o mesmo.

VOCÊ É UM PROJETO DE **DEUS** CRIADO PARA **DAR CERTO**

VOCÊ FOI PROJETADO. QUEM PROJETOU VOCÊ O FEZ PARA QUE DÊ MUITO, MUITO CERTO. ESTÁ MAIS DO QUE NA HORA DE ENTENDER POR QUE MUITAS COISAS DÃO ERRADO E COMO ROMPER COM ISSO.

Marcos Fiel

E é por isso que eu estou aqui hoje com você. Porque, um dia, eu percebi que não era mais esforço que me faria subir de nível, e sim entender como minha mente funcionava e por que ela me mantinha paralisado.

Desde então, entendi que mesmo um projeto de Deus criado para dar certo pode dar muito errado.

Imagine que um arquiteto faz o desenho de uma casa. O projeto é incrível. Ele pensou em todos os detalhes: piso, paredes, teto, janelas, portas, decoração, escadas, móveis. Tudo. Ele planejou tudo nos mínimos detalhes. Absolutamente cada parte dessa casa foi feita para dar certo. O arquiteto, aliás, ao olhar o projeto, já consegue imaginá-lo pronto e sendo uma verdadeira maravilha para todos que se aproximam dele. No entanto, assim que foi finalizado pelo arquiteto, o projeto foi entregue nas mãos do mestre de obras para executar e colocar em prática o que foi desenhado. E é importante ressaltar que não é função do arquiteto fazer o projeto rodar – ele é seu criador e, agora, cabe a ele apenas acompanhar a obra. Ouvir, tirar dúvidas, observar e estar ali para qualquer intercorrência que possa haver. Mas a execução em si não é com ele.

E, assim, o mestre de obras – o executor – pega o projeto, olha, acha lindo e começa a obra.

Durante o processo, porém, o mestre de obras faz alterações no projeto sem conversar previamente com o arquiteto. Por não ter alguns conhecimentos específicos, faz alterações que geram prejuízo à estrutura, que ferem os cálculos, e, assim, a construção começa a apresentar rachaduras e infiltrações. De repente, o projeto perfeito já não está dando tão certo.

O mestre de obras, porém, é esforçado. Ele continua firme em suas alterações porque, além de esforçado, tem muitas ideias. Algumas delas ele até percebe que não estão dando certo, mas ele aprendeu que não pode desistir nunca, que tem de ir até o fim.

Em algum momento, depois de infringir muitas vezes o projeto inicial, a casa desaba, vai ao chão. Quem passa na rua não vê vestígios de um plano que inicialmente havia sido feito para dar muito certo. Quem passa na rua só consegue ver ruínas.

O arquiteto, então, é chamado pelo mestre de obras. Ao chegar na obra, pergunta o que aconteceu e descobre que foram feitas várias alterações em seu projeto. E cabe ao mestre de obras assumir que realmente não consultou o arquiteto, fazendo dar errado por conta própria um projeto que tinha sido criado com tudo de que precisava para dar certo.

Deus é o arquiteto. O criador do projeto. Você é o mestre de obras, o responsável por fazer o projeto acontecer. Porém, como muitas vezes durante essa obra você permite que o arquiteto se afaste, alterações por conta própria começam a surgir. E, uma vez que a voz do arquiteto está afastada, outras vozes começam a influenciar a execução do projeto. O ambiente influencia. E, quando você percebe, já está construindo outra coisa que não a projetada inicialmente.

Foi isso o que aconteceu com você até hoje. E é isso que provavelmente está acontecendo até agora.

Aqui em *Você é um projeto de Deus criado para dar certo*, vou mostrar isso na prática. Nestas páginas, você vai caminhar junto comigo e entender onde foi que você se perdeu do projeto inicial, além de mapear quais fatores internos e externos geraram essa desconexão. Você vai perceber que é necessário dar um basta definitivo para decidir ir para um próximo nível da sua vida. E eu vou lhe mostrar os passos indispensáveis para que esse caminho seja definitivo para sua evolução.

Esta introdução é como uma triagem para que você, lendo, perceba e diga para si mesmo: "Eu poderia estar em um nível mais alto na minha própria escada, na minha própria história. Se não estou, preciso entender por quê". E, então, por não aceitar mais uma vida sem evolução, você embarca comigo rumo ao diagnóstico.

Em cada página você analisará as influências que geraram (e ainda geram) seus comportamentos. Em cada página você entenderá o funcionamento de sua mente e como sua configuração mental modula seus resultados, inclusive os negativos que você não gostaria de ter.

Ao longo deste livro você viverá uma experiência de autorresponsabilidade. E, durante a leitura, olhará nos olhos dos seus comportamentos e perceberá que eles têm poder para manter você no estado passivo, esperando que a vida entregue o que você deseja. E, aqui, você conhecerá também o caminho para romper com esse padrão e decidir prosperar sete vezes mais em todas as áreas da vida.

Ei, leia com atenção o que estou dizendo para você. Você foi projetado. Quem projetou você o fez para que dê muito, muito certo. Está mais do que na hora de entender por que muitas coisas dão errado e como romper com isso.

VOCÊ É UM PROJETO DE **DEUS** CRIADO PARA **DAR** CERTO

O QUE LEVA UMA CRIAÇÃO DO PRÓPRIO DEUS A SENTIR ANSIEDADE, FRUSTRAÇÃO, INCÔMODO E FALTA DE REALIZAÇÃO? PERGUNTAS ASSIM PEDEM RESPOSTAS.

Marcos Fiel

Você é um projeto de Deus criado para dar certo.

E ao longo deste livro eu vou estender a mão e ensinar você a fazer esse projeto dar certo – muito certo, na verdade.

É hora de começar a jornada.

Vamos lá? Então conte comigo: 1, 2, 3 e…

Não. Espere.

A vida toda foi assim.

A vida toda você foi ensinado primeiro a contar para depois fazer as coisas. A vida toda sempre teve um "e…". A vida toda você foi ensinado a não agir. E esse padrão atrapalhou você. Mas isso vai começar a mudar agora. Basta!

Vamos fazer do jeito certo.

É hora de começar a jornada.

Já!

VOCÊ É UM PROJETO DE **DEUS**
CRIADO PARA **DAR CERTO**

CAPÍTULO UM
[1]

QUANDO FOI QUE EU ME PERDI?

Toda pessoa tem um propósito. Não existe ser humano algum no mundo que não tenha um propósito pelo qual nasceu, uma razão pela qual está vivo. Se não houvesse uma razão real de existir, sua vida seria sem sentido. Só tem lógica acordar todas as manhãs porque existe um propósito de Deus para o dia que começa, um para sua vida que começou um dia e um pelo qual você chegou até aqui.

Você tem um propósito, mas é possível que você viva sem conhecê-lo. É possível que você viva sem ter clareza alguma sobre ele. Perceba que quanto mais você tiver clareza desse propósito, também de maneira mais abundante você viverá em todas as áreas da sua vida. Quanto mais claro seu propósito, mais forte sua capacidade de evoluir, de ir para os próximos níveis da sua vida. Mas é óbvio que você não vai esperar ter toda a clareza do mundo para então viver uma vida que faça sentido. Não, claro que não. Porque, apesar de propósitos individuais, que são só seus, você tem um propósito universal. Um propósito que é seu e de todas as pessoas. E esse propósito é crescer, prosperar e transbordar. Nessa ordem. Porque só é possível transbordar se, primeiro, você for abundante; e só é possível ser abundante se, primeiro, você crescer, evoluir, se desenvolver. E, acredite, todos nós fomos feitos para cumprirmos essas três etapas. E eu vou explicar em detalhes porque esse é o maior propósito de Deus na sua vida.

Você nasceu com o propósito de crescer, prosperar e transbordar. No entanto, durante a vida, é possível que sua caminhada em direção à vivência desse e de seu propósito individual tenha sido atrapalhada ou até mesmo interrompida em algum momento. Talvez você já tenha percebido alguma vez que estava se esforçando, mas sem o resultado que merece. Quem sabe na caminhada para uma vida com propósito você já tenha se perdido.

Por que parece tão difícil ser plenamente abundante em todas as áreas da vida? Por que não tenho o resultado que mereço? Por que me esforço tanto e mesmo assim não consigo? Por que parece que o dia sempre precisaria ser um pouco mais longo para dar conta de tudo? Em um primeiro momento, se você observar todas essas perguntas, é bem provável que se identifique com algumas delas. Se não se identificar, talvez esteja muito baixa sua percepção de que você merece muito mais do que vive hoje. Venha comigo que vou explicar na prática como tudo isso funciona.

Tem muita gente, mas muita gente mesmo, que se esforça muito, dá tudo de si. Gente que sempre está na "correria", gente que é elogiada por ser "trabalhadora", gente que se orgulha de "não ter tempo pra nada", de estar sempre "correndo atrás do prejuízo". E aí cada uma dessas pessoas consequentemente vai acabar se perguntando: *por que eu me esforço tanto e mesmo assim não consigo? Por que eu não tenho o resultado que mereço?* Pensamentos assim passam a ser comuns na vida das pessoas.

Para alguns, além disso, parece que o tempo é curto. Há a sensação de que só se o dia tivesse 30 horas, em vez de 24, seria possível dar conta de tudo. Só assim seria possível cumprir tudo aquilo que sua longa agenda demanda. Pessoas assim costumam pensar e dizer que "o tempo voa", que as crianças estão crescendo muito rapidamente, que hoje em dia o mundo tem pressa... E a pergunta que vem é: por que parece que o dia sempre precisaria ser um pouco mais longo para eu dar conta de tudo? O tempo, que é uma bênção, começa a parecer uma falta.

E não se engane. Você não está sozinho nessa corrida. Você não é o único que se sente assim. As frustrações e os incômodos profissionais, nos relacionamentos, na saúde e em todas as áreas da vida não são um sofrimento só seu. Sentir cansaço, nervosismo, angústia ou mesmo a sensação de estar perdido não é algo reservado apenas a você. Aliás, você vai perceber ao longo deste livro o quanto entendo o que você está passando, porque já me senti assim.

Para você ter uma ideia do que estou explicando, dados de 2019 da Organização Mundial da Saúde (OMS) refletem o Brasil como o país mais ansioso do mundo.[1] No topo desse triste ranking mundial, a organização aponta cerca de 20 milhões de pessoas só no Brasil sofrendo de algum tipo de transtorno relacionado à ansiedade – e, naturalmente, na prática esse número tende a ser muito maior.

---

[1] ESTADÃO Conteúdo. Brasil é o país mais ansioso do mundo, segundo a OMS. *Exame*, 5 jun. 2019. Disponível em: https://exame.com/ciencia/brasil-e-o-pais-mais-ansioso-do-mundo-segundo-a-oms/. Acesso em: 19 mar. 2023.

No meio de tamanho caos emocional, os índices ruins são cada vez mais altos em todas as suas perspectivas, como divórcio, depressão, falência, insatisfação no trabalho, medos e uma incontável quantidade de sintomas que revelam uma mesma causa: na ânsia de se encontrarem, as pessoas estão se perdendo. No desejo de uma vida melhor, as pessoas deixam de descobrir, entender e viver o real propósito para o qual nasceram.

O que eu estou dizendo é: no desejo de **ter** a vida que você tanto quer, é possível que você se perca de quem nasceu para **ser**. Na ânsia de uma vida melhor, você gasta tanto tempo para alcançar a vida que queria, aquela que realmente deseja, que acaba sem tempo para viver a vida que já tem. Por se preocupar muito em fazer as coisas darem certo, é possível estar ganhando o mundo (ou, pelo menos, tentando ganhar), mas perdendo o emocional, a paz. E, de repente, sem perceber, lá está você, perdendo-se de si.

E é por isso que eu pergunto: onde foi que você se perdeu? Na verdade, me permita refazer essa pergunta: onde foi que você se perdeu de si mesmo, da sua essência? Quando foi que a vida se tornou essa corrida desenfreada em busca de conquistas, essa rotina de não ter tempo, essa sensação frequente de faltar alguma coisa e de não conseguir realizar tudo aquilo que um dia você sonhou para si mesmo, para sua família, para as pessoas que ama e para a sociedade?

CONTRA TODAS AS PROBABILIDADES, VOCÊ ESTÁ AQUI

A grande verdade é que tudo isso que disse até aqui é muito relevante, mas, lá na raiz, lá na origem de tudo, passa a ser secundário. Deixa eu explicar.

Todos os motivos pelos quais você se perdeu são importantes, mas secundários, pois todas essas questões só existem porque você está aqui, vivo, com a possibilidade de ser mais, de alcançar mais, de evoluir mais, de ser a sua melhor versão e de ter muito mais resultados do que tem hoje. Mas, antes de tudo isso, a verdade é que nem era para você estar aqui. E você sabe disso.

Ao longo da sua vida, muita coisa poderia ter dado errado. Na verdade, desde antes disso.

Ao olhar para a história de seus pais, você percebe que os motivos para hoje você não estar aqui já começaram antes mesmo de seu nascimento. Até porque, antes de você, eles também tiveram incontáveis motivos para não terem sequer nascido, para não terem se encontrado, não terem ficado juntos, não terem gerado você.

Hoje você existe; um ser humano fruto da união desses dois outros, seu pai e sua mãe, que, a despeito de tudo o que poderia ter sido diferente, se encontraram e geraram você. No entanto, mesmo assim, a gravidez poderia ter sido interrompida por incontáveis motivos. O parto podia ter dado errado de modo a você sequer nascer, ou de modo a, tendo nascido, não sobreviver nem mesmo por algumas horas ou dias. Ou seja: antes mesmo de nascer, milhões de obstáculos já tiveram de ser superados para você estar aqui.

VOCÊ É UM PROJETO DE **DEUS** CRIADO PARA **DAR CERTO**

NO DESEJO DE TER A VIDA QUE VOCÊ TANTO QUER, É POSSÍVEL QUE VOCÊ SE PERCA DE QUEM NASCEU PARA SER.

Marcos Fiel

E, agora, se você está aqui lendo este livro, é porque você está vivo. E, se está vivo, é porque nenhum desses obstáculos foi suficiente para impedir sua vida.

Você nasceu. Tornou-se um pequeno ser humano, sujeito a todos os perigos da vida. Houve milhões de circunstâncias que podiam ter tirado você da existência. Você podia ter sido acometido por uma doença fatal ou por incontáveis outras situações na infância. Mas nada disso tirou sua vida. Você está aqui, agora, comigo. Você, verdadeiramente, é um milagre.

Depois, quando você cresceu e chegou à fase adulta, novamente a vida reservou situações delicadíssimas que podiam ter bloqueado você de chegar com vida até aqui: acidentes, violência, crises, doenças... Milhares de pessoas perdem a chance da vida todos os dias e não têm a possibilidade de seguir adiante. E você, mesmo diante de todo esse cenário, permanece com a chance de estar aqui.

Você já entendeu que, com tantas coisas ruins que poderiam ter lhe acontecido, nem era para você estar aqui. Do encontro dos seus pais e da corrida dos espermatozoides até agora, tudo podia ter dado errado. Na verdade, as possibilidades disso eram tantas que era mais provável dar errado do que dar certo, até porque existe o mal que domina este mundo em que estamos.[2]

Mas você sabe bem: Deus não é impedido por circunstâncias. Afinal, elas servem não para nos impedir, mas para nos fazer crescer.

---

2. 1 João 5:19.

Quer entender isso na prática?

Vou contar a história de um jovem. Na verdade, no começo dessa história ele ainda era só um menino, o caçula de vários irmãos.

Ainda muito novo, o menino recebeu um recado de um mensageiro. Ele, mesmo sendo só uma criança, mesmo tendo irmãos mais velhos e mais fortes, mesmo sendo de uma família sem riquezas, já havia sido escolhido para ser rei na terra onde morava. Era uma atribuição muito grande, porque o povo do qual ele seria rei era muito próspero e abençoado. Eu imagino que esse menino estava muito feliz e honrado com sua chamada para essa missão.

Mas é claro que o jovem precisaria estar preparado para isso. Precisaria crescer, amadurecer e tornar-se a pessoa que mereceria a posição de rei. A partir de então, muitas circunstâncias colaborariam para essa realização prometida. Como havia uma relevância muito grande a ser vivida na vida do jovem, ele viveu diversos desafios.

O tempo ia passando e esse jovem servia seu pai, cuidando das ovelhas da família. Ele era um pastor, um homem do campo. Seus irmãos, no entanto, todos mais velhos, eram guerreiros, defendiam seu povo na guerra. Esse jovem, porém, defendia as ovelhas e, enquanto fazia isso, enfrentava animais selvagens para protegê-las. Lutava contra ursos e leões com as próprias mãos, mesmo sendo apenas um menino. Essa parte ninguém via, só ele sabia.

Em certo momento, estava para acontecer mais uma das batalhas de guerra entre o povo do jovem e um povo inimigo. Esse povo inimigo tinha entre os seus guerreiros um gigante – um homem muito forte, poderoso, agressivo e armado. Todos tinham muito medo dele e esse gigante estava desafiando o povo do jovem.

Diante do tamanho e da força desse guerreiro, não havia quem pudesse enfrentá-lo. Ninguém aceitava enfrentar aquele que ofendia e humilhava o povo. E foi aí que o jovem, o garoto com a promessa de que um dia seria rei, se apresentou para enfrentar o gigante.

Quando isso aconteceu, todos riram dele. Todos acharam ridículo que um mero menino enfrentasse um guerreiro tão forte e poderoso. Mas o jovem sabia que essa coragem tinha um motivo: mesmo quando ninguém estava vendo, ele já lutava. Ele já defendia. Houve uma jornada até chegar o dia de se oferecer para lutar por seu povo.

Entenda: defender seu povo não foi possível simplesmente porque o jovem tinha um propósito lindo; na verdade, isso só foi possível porque, antes de tal batalha, o jovem já havia vivido circunstâncias bem pesadas que fizeram ele crescer. E foi isso que o próprio jovem relatou na época. Ele disse algo como: "Eu cuido das ovelhas do meu pai. Quando aparece um leão ou um urso e leva uma ovelha do rebanho, eu vou atrás dele, atinjo-o com golpes e livro a ovelha de sua boca. Quando se vira contra mim, eu seguro sua juba, atinjo-o com golpes até matá-lo. Eu sou capaz de matar tanto um leão quanto um urso; esse inimigo será como um deles, pois desafiou nosso povo. O poder que me livrou das garras do leão e das garras do urso me livrará das mãos desse gigante".[3]

---

3 1 Samuel 17:34-37.

Será que você entendeu?

O urso que o jovem tinha enfrentado foi uma circunstância. E foi essa circunstância que o preparou para conseguir enfrentar o gigante e dar a vitória ao seu povo.

Assim como o garoto, você enfrenta muitas circunstâncias desafiadoras. Incontáveis desafios já apareceram na sua história querendo que você não chegasse até aqui. Felizmente, não apenas você os superou e seguiu em frente como também cada um deles fez você mais forte, mais experiente, mais maduro. E mais capacitado para viver tudo aquilo que você nasceu para viver e cumprir o propósito de Deus para sua vida.

Além das circunstâncias, que agora entendemos que na verdade existem justamente para nos fazer crescer, nós mesmos, na verdade, falhamos muito. Eu sei que você já falhou contra Deus e também contra pessoas – inclusive as que ama. E é muito louco como isso acontece. Porque, quando erramos, quando não temos o comportamento adequado – aquele que nos faz crescer e ajudar as pessoas –, nós, na maioria das vezes, não queríamos que fosse de um jeito ruim. Parece que queremos uma coisa e fazemos outra.

Deixa eu dar um exemplo.

Provavelmente você já falou com seu(sua) companheiro(a) de um jeito que não queria ou não deveria. Talvez tenha dado uma resposta grosseira, falado de maneira ríspida ou algo assim. E, quem sabe, logo depois de ter agido dessa forma, tenha pensado: "Por que eu falei desse jeito? Não era necessário ter agido assim...". Você se identifica? Imagino que sim.

E o mesmo vale para as vezes em que você se irritou facilmente, discutiu de maneira agressiva, prejudicou alguém, traiu, enganou, mentiu... e tantas incontáveis atitudes que, se pudesse voltar no tempo, você gostaria de não ter cometido.

Existe uma chave muito pesada que explica por que agimos assim: "Porque tenho o desejo de fazer o que é bom, mas não consigo realizá-lo. Pois o que faço não é o bem que desejo, mas o mal que não quero fazer, esse eu continuo fazendo".[4]

Você pode perceber esse padrão, esse círculo vicioso, em muitos comportamentos seus. Talvez você já tenha desejado muitas vezes ter hábitos mais saudáveis, mas, mesmo querendo mudar, continuou com hábitos que não fazem bem para seu corpo. Quem sabe você já quis ter uma vida financeira muito mais equilibrada, mas, na prática, continuou tendo comportamentos que prejudicam sua própria riqueza.

E, assim como você prejudica, sabota e atrasa a si mesmo, também o faz na vida dos outros. Afinal, como ensinou T. Harv Eker,[5] "do jeito que você faz uma coisa, você faz todas as outras". E, com o tempo, comportamentos que vão contra aquilo que você realmente queria acabam tornando-se o seu padrão. Você percebe que não mereceria nunca, por méritos próprios, aproveitar grandes resultados, pois acaba não fazendo as coisas que queria fazer. Entende o que estou dizendo?

---
[4] Romanos 7:18-19.
[5] Autor, empresário e treinador comportamental mundialmente reconhecido.

VOCÊ É UM PROJETO DE **DEUS** CRIADO PARA **DAR** CERTO

DEUS NÃO É IMPEDIDO POR CIRCUNSTÂNCIAS. AFINAL, ELAS SERVEM NÃO PARA NOS IMPEDIR, MAS PARA NOS FAZER CRESCER.

Marcos Fiel

Por méritos próprios, não merecemos estar vivos. E também não merecemos, por méritos próprios, a quantidade de bênçãos, provisões e alegrias que recebemos.

As circunstâncias tentaram até hoje evitar que você chegasse até aqui, e, mais do que isso, os erros cometidos tiraram de você qualquer natureza boa da qual você pudesse se orgulhar. Felizmente, há um Criador que é pai sem igual e garante uma verdade abençoadora: onde aumentou o erro, transbordou a graça.[6] Em outras palavras, onde você errou muito, onde você já falhou muito e poderia pensar que não há mais saída para você, ali o Criador derramou bondade e deu uma nova chance.

Isso vai contra a lógica! Porque, pelo natural, algo que existe em abundância é o que transborda. Não parece simples? Se há água em abundância, o que transborda? Água, claro.

Na sua vida, contudo, houve em abundância erros, falhas, fracassos, desânimos... e o Criador permitiu que nada disso transbordasse, mas sim tudo de bom que ele tem sobre você.

Por conta disso, hoje você é convidado a navegar em águas que já foram acalmadas. Você pode, hoje, não apenas sobreviver, mas viver abundantemente, não porque você, por si mesmo, tenha merecido, mas sim porque o Criador oferece a chance de recomeçar.

Você chegou até aqui. E tem algo que eu preciso lhe dizer. Algo que muda completamente a forma como você se percebe e vivencia cada experiência na sua vida.

---

[6] Romanos 5:20.

Você é um projeto de Deus criado para dar certo.

Talvez, agora, essa seja apenas uma frase bonita. Ou, quem sabe, você já entenda que isso significa tudo na sua vida. Independentemente do momento que esteja vivendo, esta leitura lhe permitirá transformar essa verdade em algo muito mais profundo na sua história.

CRIADOS PARA DAR CERTO

Antes de tudo: você é um projeto. E todo projeto é criado para dar certo.

Você já criou um projeto? Se pararmos para pensar que tudo o que nos disponibilizamos para fazer é criar um projeto, a resposta é óbvia. E é inevitável: não gastamos o nosso tempo fazendo algo que planejamos dar errado.

Tudo o que você se dispõe a fazer é um projeto.

Quando você organiza a festinha de aniversário do seu filho, lá está você criando um novo projeto. Talvez você já tenha criado um plano de negócio, uma empresa – outro projeto! Quando você estava projetando a empresa, seu negócio, a festa do seu filho, você estava fazendo com um único pensamento: de que o que você estava planejando sairia de acordo com o que você desenhou.

É que não faz sentido ser de outro jeito.

Imagine você organizando a festinha de aniversário do seu filho e pensando assim: *Tomara que não venha ninguém, que o bolo queime e que ninguém se divirta.*

Faz sentido? Nenhum. Por quê? Porque todo projeto é criado para dar certo.

Imagine você criando um projeto de negócio, uma nova empresa, um empreendimento. E aí, enquanto você desenha seu plano de negócio, você pensa: *Tomara que eu consiga levar esse projeto à falência em no máximo três meses! Quem sabe, se eu me esforçar, consigo falir esse projeto até em menos tempo.*

Não faria o menor sentido porque todo projeto é criado para dar certo.

Agora, entenda: se você, que tem falhas, traumas, erros e dores, cria projetos para que deem certo, imagine Deus quando cria os projetos dele.

Deus criou um projeto. E o nome desse projeto é *você*.

Você não nasceu para dar errado. Não foi criado para dar meio certo, para "ir levando", para ser um "dá para o gasto". Você foi criado por Deus para dar muito certo.

Você, projeto de Deus criado para dar certo, teve em sua mãe e em seu pai o **como** escolhido por Deus para que você existisse. Perceba: quem escolheu o como foi Deus; portanto, não importa se seus pais não planejaram você. Não importa se a gravidez não foi programada. Entenda algo: a gravidez que originou o nascimento de Jesus também não foi programada. Quem escolheu o **como** foi Deus, porque seus pais foram apenas um mecanismo para Deus começar um projeto criado para dar certo – e esse projeto é você.

Talvez hoje você não entenda esse como. Talvez hoje passe pela sua cabeça: *Como é possível que uma pessoa que não foi planejada, ou até que tenha sido rejeitada, seja um projeto criado para dar certo? Como posso ser um projeto criado para dar certo se meus pais não me queriam?* Ou, talvez, você tenha sido planejado, nascido em uma família estruturada, mas ainda não colheu os frutos, ainda não está vivendo abundantemente o propósito pelo qual você foi criado.

Todo projeto, por melhor que seja, precisa de uma rota, uma direção. Em outras palavras, todo planejamento precisa de um como, uma forma para que deixe de ser apenas uma ideia e se torne efetivamente real.

Todas essas verdades ao seu respeito deveriam ser mais do que suficientes para que você cresça, prospere e transborde até sete vezes mais. Mas a verdade é que você sofre influências internas e externas que são muito poderosas e conseguem atrapalhar você de viver seu propósito e cumpri-lo de maneira plena.

Você se perdeu – como em algum momento eu me perdi também – justamente por conta de cada um desses fatores.

O lugar no qual você se perdeu é exatamente na busca por se encontrar. E aí o que era para ser uma vida leve torna-se uma vida pesada. O que era para ser uma caminhada de paz torna-se uma correria desenfreada para ter, conquistar. O que era para ser uma vida de fluxo e fluidez torna-se uma repetição de esforço, esforço e mais esforço. E o resultado, muitas vezes, não é o que poderia ser. Não é o que você gostaria que fosse, o que você de verdade queria para viver o melhor e oferecer o melhor para a sua família e para as pessoas que ama.

VOCÊ É UM PROJETO DE **DEUS** CRIADO PARA **DAR CERTO**

TODO PROJETO, POR MELHOR QUE SEJA, PRECISA DE UMA ROTA, UMA DIREÇÃO. EM OUTRAS PALAVRAS, TODO PLANEJAMENTO PRECISA DE UM COMO, UMA FORMA PARA QUE DEIXE DE SER APENAS UMA IDEIA E SE TORNE EFETIVAMENTE REAL.

Marcos Fiel

Tudo isso porque, em algum momento, você se perdeu. E uma pessoa perdida perde pessoas. Perde coisas. Perde empresas. Perde oportunidades. E agora é hora de decidir se encontrar. É hora de entender o que, até hoje, está atrapalhando o seu caminho de ser tudo o que você nasceu para ser, de viver tudo aquilo que você nasceu para viver.

Sem diagnosticar o que agiu como barreira até hoje, é impossível vencê-la. Por isso, é hora de entender o que parou você até hoje.

VOCÊ É UM PROJETO DE **DEUS**
CRIADO PARA **DAR CERTO**

CAPÍTULO DOIS

[2]

O QUE ESTÁ
ME IMPEDINDO?
FATORES EXTERNOS

Em algum momento, você se perdeu. Em algum momento, você começou a ser impedido de viver e cumprir abundantemente o seu propósito. E há fatores que causam sua estagnação.

Antes de tudo é necessário entender que tudo aquilo que você vive é influenciado por fatores, e esses fatores são externos ou internos. E isso não é por acaso. O grande motivo é que você não vive em um único mundo – existem dois mundos que compartilham a existência e você vive em ambos. O mundo interno e o mundo externo. E a lógica é simples: o mundo interno cria o funcionamento do mundo externo, e o mundo externo tem a possibilidade de influenciar seu mundo interno.

Essa explicação pode ser feita de maneira bem complexa analisando seu funcionamento neural de forma técnica. Mas também pode ser ainda mais simples, de maneira prática, considerando o contexto em que você está inserido.

Uma chave muito pesada diz que a boca fala do que o coração está cheio.[7] E uma outra chave igualmente pesada explica que a morte e a vida estão no "poder

---

[7] Mateus 12:34.

da língua".[8] Sabe o que isso significa? Que seu mundo interno é que constrói seu mundo externo.

Ou seja, você, com suas emoções, suas palavras e seus pensamentos, tem a capacidade de construir o mundo externo – justamente a partir daquilo que veio de dentro de si. Eu estou dizendo que é seu mundo interno que dita o resultado que você tem no mundo externo. E nós falaremos sobre isso, os fatores internos, no próximo capítulo.

Em contrapartida, apesar do poder gigantesco do mundo interno, não significa que o mundo externo não influencie em nada. Influencia, sim. E a explicação é antiga e atual: "Não se enganem: as más conversações corrompem os bons costumes".[9]

O que eu estou dizendo? Que o mundo interno constrói o externo, mas, ao mesmo tempo, o mundo externo pode destruir o interno. As pessoas com quem você convive e mais se relaciona não devem definir quem você é, mas elas definitivamente têm uma capacidade única de influenciar de maneira profunda cada um dos seus pensamentos e comportamentos.

E você aprende isso de várias formas.

Para alguns povos antigos, o pão bom era o pão que não tinha fermento. Era algo cultural.

Se tivesse fermento, então o pão não era puro, e as pessoas não viam o alimento com bons olhos.

---

[8] Provérbios 18:21.
[9] 1 Coríntios 15:33.

E olha só como funciona: "Vocês não sabem que um pouco de fermento faz toda a massa ficar fermentada? Livrem-se do fermento velho, para que sejam massa nova e sem fermento, como realmente são".[10] Sabe o que significa? Que, mesmo sendo muito boa, a massa pode ser contaminada pelo ambiente em que está e pelas interferências externas que recebe.

Vou mostrar como isso funciona com base nas suas relações pessoais.

RELAÇÕES INTERPESSOAIS

Você já deve ter ouvido sobre a teoria de Jim Rohn, resumida na frase: "Você é a média das cinco pessoas com quem mais convive". O que Rohn está dizendo? Você é fruto das suas relações e dos ambientes em que se coloca e se permite estar. E isso começa antes, inclusive. Bem antes.

A ação das relações e ambientes começa biologicamente: a primeira relação que você tem é lá na união dos genes do seu pai com os da sua mãe, e isso influencia direta e totalmente tudo na sua vida. Isso define você em absoluto! O "ambiente" em que você estava inserido no ventre da sua mãe foi o primeiro a influenciar a sua vida.

E, agora, os ambientes continuam influenciando você em todos os seus comportamentos.

Você cresceu e foi exposto a novos espaços e grupos sociais, cada um dos quais tendo novamente o potencial de influenciá-lo. Foi assim na escola, no seu

---

[10] 1 Coríntios 5:6-7.

primeiro emprego, na casa do amiguinho, no passeio com os colegas da empresa e em cada relação que você se permitiu construir.

Todo ambiente interfere diretamente em seus resultados e tem o poder de influenciar seu desenvolvimento e crescimento.

Vamos ver um exemplo.

Imagine um menino de uns 7 anos chamado João. É o Joãozinho.

O Joãozinho está em casa em uma manhã de sábado. Ele acordou cedo para assistir aos desenhos na televisão e está sentado no sofá com um café e um pedaço de bolo.

Enquanto a criança vê tevê, a mãe começa a faxina e se dedica muito à tarefa. Limpa a casa toda, começando pelos quartos e depois passa pela sala e pelo banheiro. No fim da manhã, ela chega à cozinha. Ou seja, a limpeza da cozinha acontece por último, enquanto também prepara o almoço.

Na sala, o Joãozinho sente um cheiro muito gostoso. É o cheiro da comida que sua mãe está preparando. O Joãozinho fala bem alto:

"Mãe! Tô com fome!".

A mãe, então, responde:

"Filho, tá quase pronto! Espera só mais um pouquinho!".

Joãozinho espera, mas, após cinco minutos, chama a mãe de novo:

"Mãe, tá demorando muito, tô com fome!".

A mãe do Joãozinho mais uma vez avisa que o almoço está quase pronto e pede a ele que espere só mais um pouquinho. Enquanto termina de preparar o almoço, finaliza a limpeza do chão e coloca todo o almoço sobre a mesa. A cozinha está maravilhosa: limpa, cheirosa, reluzente. E aí Joãozinho chega e a mãe explica:

"Filho, tá tudo aqui na mesa: arroz, feijão, carne de panela com bastante molho e batata. A cozinha tá limpinha, pronta para o seu almoço bem gostoso de sábado! Agora você se serve e, enquanto isso, a mãe vai tomar banho para relaxar depois de todo esse serviço".

E assim foi. Joãozinho começou a se servir e a mãe dele foi tomar banho.

Depois de poucos segundos, já no banheiro, a mãe ouve um barulho muito alto. Ela se assusta muito, além de ficar nervosa imaginando o que poderia ter acontecido, e sai às pressas do banheiro, preocupada com o filho.

Quando chega na cozinha, ele estava bem, mas a cozinha, não. Joãozinho tinha derrubado tudo no chão. A cozinha, que estava limpa e cheirosa, agora tinha feijão, carne de panela e molho por todos os lados. O chão, que estava com produto de limpeza, agora está com comida e gordura. Todo o serviço de limpeza do espaço, que tomou a manhã inteira da mãe do Joãozinho, tinha sido jogado fora em poucos segundos.

Diante disso, sabe o que a mãe do Joãozinho disse para ele?

Ela disse assim:

"Filho, parabéns por se arriscar! Você foi ousado, colocou a mão na massa e não aceitou ficar paralisado. Então você merece ser parabenizado por ter ido até o fim!".

Bonito, né? É. Só que não foi assim. Nunca acontece isso.

Na verdade, o que a mãe do Joãozinho disse foi:

"Garoto, você não presta atenção em nada? Poderia ter se machucado, e além disso você estragou todo o serviço que passei horas fazendo! Você é um desastrado! Na próxima não te deixo fazer sozinho, já que sempre estraga tudo".

Talvez você já tenha visto uma cena assim. Quem sabe com algumas frases diferentes, mais ou menos agressiva nas palavras e talvez até com violência física. Mas o ponto fundamental é que esse é um exemplo de ambiente que afasta, atrapalha e quem sabe até impede você de viver tudo que nasceu para viver.

Joãozinho vai crescer e estará programado em sua mente que é melhor não se arriscar. Que, se ousar, vai acabar causando prejuízo para quem ele ama. Que é melhor não fazer as coisas e deixar que outro faça em seu lugar.

AMBIENTE

Você certamente já esteve em um ambiente limitador. E ainda falaremos mais profundamente sobre todas as vozes que ouvimos nos ambientes em que estamos.

Mas o que eu quero que você entenda é: todo ambiente tem limitações e oportunidades.

Algumas pessoas, ao não entenderem que ambientes têm limitações, exigem muito do espaço em que estão inseridas – sem perceber que aquele ambiente não é o local adequado para encontrar o que estão procurando.

VOCÊ É UM PROJETO DE **DEUS** CRIADO PARA **DAR CERTO**

VOCÊ TEM A CAPACIDADE DE CONSTRUIR O MUNDO EXTERNO — JUSTAMENTE A PARTIR DAQUILO QUE VEIO DE DENTRO DE SI.

Marcos Fiel

É como ir a um restaurante vegetariano e pedir um frango frito. Você não terá seu pedido atendido porque o ambiente não é esse.

Há ambientes que fazem parte de nossas vidas desde que nascemos. E há ambientes que precisam passar a ser conhecidos – e visitados com frequência. Existem também ambientes que atrapalham o crescimento. Venha comigo que vou explicar.

Existe uma condição ideal para que cada planta vingue e tenha o crescimento esperado. É muito difícil uma macieira vingar no meio de um deserto porque o ambiente ideal para ela não é esse, e sim um ambiente arejado, com umidade suficiente e presença amena e controlada de sol ao longo do tempo.

A existência de um ambiente ideal não significa que a planta não vingue em outro espaço e sim que, para vingar fora do lugar ideal, exigirá um esforço muito maior.

Existem ambientes ideais (que colaboram para o crescimento), ambientes possíveis (que permitem um crescimento, mesmo não colaborando) e ambientes impossíveis (que definitivamente impedem). Às vezes, o ambiente pode impedir o crescimento da planta; e, às vezes, o ambiente pode até não impedir, mas atrapalhar muito.

Da mesma maneira que funciona com as plantas, acontece com você. Há ambientes que podem sufocar totalmente seu crescimento, e há aqueles que podem até não impedir sua evolução, mas ainda sim conseguem atrapalhar você de ser tudo aquilo que nasceu para ser. São ambientes tóxicos. Aprisionadores. São ambientes em que você não consegue avançar.

Há ambientes que têm o poder de atrapalhar você de ser tudo aquilo que nasceu para ser.

Quais são os ambientes em que você tem estado e que atrapalham profundamente seu desenvolvimento? Quais são os lugares em que você está e que não acrescentam nada em sua vida? De quais ambientes digitais – como grupos e redes sociais – você participa que causam paralisia emocional?

Se você está em um ambiente destrutivo, mas não se retira desse espaço, você também é responsável por tudo que acontece.

Diante de ambientes que bloqueiam, que impedem e atrapalham o seu crescimento, qual deve ser o posicionamento? Porque apenas mudar seu comportamento, mas continuar frequentando os mesmos espaços e grupos, não basta. Por melhor que seja o novo comportamento, o resultado não será plenamente alcançado se o ambiente não for trocado.

É claro que há ambientes que você não pode simplesmente deixar de uma hora para a outra, mas você pode diminuir sua frequência e o tempo entregue nesses lugares. Pode alterar o tanto de presença que você oferece a esses ambientes.

Posso ajudar você?

Liste a seguir pelo menos três ambientes que, em vez de ajudar você a se desenvolver, atrapalham seu crescimento.

Agora que você identificou três ambientes que não colaboram com seu avanço para o próximo nível da sua vida, faça a declaração abaixo. Como vimos neste capítulo, suas palavras têm muito mais poder do que você pode imaginar.

Eu declaro que não vou mais ser escravo da permanência em ambientes que atrapalham meu desenvolvimento.

Talvez sua relação com ambientes tóxicos seja uma relação tão enraizada, mas tão enraizada, que você já não consegue nem imaginar que existem ambientes que inevitavelmente jogam você para cima, aceleram seu crescimento, apoiam sua evolução e fazem você amar sua identidade e essência.

Já imaginou como seria ter muito tempo em ambientes que colaboram para seu crescimento?

Assistir a um jogo de futebol no estádio é uma experiência bem diferente de quando você assiste ao jogo de futebol na sala de casa. É muito diferente ver uma Porsche em uma imagem no Google e você entrar no seu e pisar no acelerador na sua garagem.

Muito provavelmente você já sentiu isso em relação ao seu serviço e à sua produtividade. O ambiente em que você está inserido pode fazer você ter resultados muito maiores ou muito menores.

Durante a infância, você é sujeito a ambientes que não escolheu, em que não queria estar, e que muitas vezes destroem sonhos, criam feridas e machucam sua essência que ainda está sendo formada. Porque, sendo criança, você não tem escolha.

Mas, quando cresce, você se torna responsável por sua vida, pelos ambientes em que se permite estar e, consequentemente, pela vida que começa a viver. Se hoje você está em espaços que atrapalham seu crescimento, só você pode tomar uma atitude para mudar essa realidade.

Quando você está em ambientes impossíveis de crescer, existem três opções de ação:

1. **Influenciar.** Se você decidir influenciar o ambiente em que está, então faz sentido continuar nele para transformá-lo e para que ele não seja mais o mesmo justamente por conta da sua presença e da sua ação. Mas, se você acreditar que não é possível influenciar o ambiente em que está, então uma das próximas duas opções será necessária.
2. **Sair.** Se o ambiente impede seu crescimento e você não decide influenciá-lo, principalmente por entender que essa não é uma possibilidade, então é hora de ir embora e deixar de frequentar esse espaço.
3. **Aceitar.** Se você não influenciar o ambiente em que está e decidir não ir embora dele, então a opção que resta é aceitar completamente esse espaço como ele é, compreendendo todos os efeitos que ele gera em você. E esse é um aceitar sem reclamar, já que a decisão de permanência é sua.

Eu estou dizendo para você que não há lógica em permanecer em um ambiente destrutivo reclamando porque, se você permanecer, será para influenciar. E, se não permanecer, o ambiente não lhe trará mais problemas. Logo, se o ambiente em que você está é ruim, está proibido reclamar. Ou você o influencia, ou sai.

Não há a menor lógica em continuar passivamente frequentando ambientes e se relacionando com pessoas que atrapalham e bloqueiam a sua vida. Há menos lógica ainda em continuar vivendo do jeito que está e reclamando, colocando culpa no ambiente e nas pessoas em torno. Se os ambientes e as relações são prejudiciais (e você tem consciência disso), é você quem precisa fazer algo para mudar essa realidade.

Você já percebeu que os fatores externos influenciam grandemente em sua vida. Mas há uma chave poderosa: você tem o poder de escolher apenas mudar de ambiente ou pode se tornar de verdade a pessoa que muda e transforma os espaços que frequenta, tornando-se um verdadeiro agente de transformação.

Mas, antes de entender como fazer isso, existem fatores internos que estão, neste exato momento, influenciando você. É hora de entendê-los e vencê-los. Vamos lá?

VOCÊ É UM PROJETO DE **DEUS**
CRIADO PARA **DAR CERTO**

CAPÍTULO TRÊS

`3`

O QUE ESTÁ
ME IMPEDINDO?
FATORES INTERNOS

O próprio mestre Jesus disse muito claramente que neste mundo nós teríamos aflições, dificuldades. E, no caminho para viver com uma mente realmente acordada, para ser um projeto que dá certo, obstáculos tentarão nos impedir de seguir em frente. Mas, antes de você culpar mãe, filho ou o vizinho por tentarem evitar suas mudanças positivas, eu quero apresentar o maior responsável por evitar avanços emocionais na sua vida: você, ou melhor, sua biologia.

Existe, aí dentro de você, uma programação para evitar grandes mudanças.

Nosso cérebro foi programado para nos manter onde estamos e evitar o novo, tudo isso para manter o conforto do nível ao qual já chegamos. Afinal, na lógica do cérebro, se onde estamos e do jeito em que estamos há segurança e estabilidade, é uma boa ideia permanecer exatamente assim. O cérebro aponta para a sobrevivência, ou seja, ele detesta a ideia de registrar informações diferentes daquelas com as quais já está acostumado ao longo da vida, principalmente porque elas lhe são novas e, portanto, inseguras.

Eu comecei a perceber isso na prática ao longo dos anos com os milhares de alunos em nossos treinamentos. Esse padrão mental do cérebro, um padrão de estagnação, foi instalado na infância. Mas fique tranquilo, pois vou explicar isso em detalhes. Por conta desse funcionamento da sua mente, não é à toa que somos tão tentados a permanecer nas zonas de conforto que encontramos e cultivamos. E chegou a hora de você entender o porquê de tudo isso.

Seu cérebro tem dois lados: consciente e subconsciente. É claro que isso não significa que há um muro entre ambos, em que somente um age e funciona, enquanto o outro fica parado, sem atividade. Mas existe uma predominância: um desses lados, o lado direito, o lado da subconsciência, é responsável por 95% de tudo o que você pensa e faz.

A predominância do subconsciente na vivência humana foi cunhada por Pierre Janet no século XIX e endossada por Sigmund Freud no século XX. Mais recentemente, no século XXI, John Grinder e Richard Bandler desenvolveram uma área de estudo aprofundada justamente nesta programação mental registrada no subconsciente: a programação neurolinguística, conhecida popularmente como PNL.

E eu vou ensinar como isso funciona na sua vida.

A FORÇA DE VONTADE

Na mente consciente, da força de vontade, de tudo aquilo que você se esforça verdadeiramente para ser realidade, a atividade dessa parte da mente representa 5% da atividade total do nosso cérebro. E esses 5% são muito importantes: eles são o que você quer, são a execução.

Por exemplo, quando você precisa perder peso e buscar mais saúde, é essa parte da mente que você colocará em ação: buscará uma nova dieta, fará novos exercícios físicos, controlará as calorias que está ingerindo, recusará alimentos gordurosos e por aí vai. Ou seja, quando você quer algo, usará toda a sua força de vontade de ação possível.

Mas aqui eu preciso dizer algo a você que é bastante simples de se ler, mas que não é fácil de se viver: força de vontade não é resultado – não sozinha. E você sabe disso.

Muito provavelmente já conheceu alguém – ou talvez você seja essa pessoa – que para chegar à forma física desejada se esforçou muito. Dedicou-se, foi à academia, fez dieta, sofreu para alcançar o resultado. E mesmo assim não conseguiu. Não perdeu peso. Não entrou em forma. Ou, talvez, conseguiu um resultado temporário – que rapidamente foi embora.

Esse resultado temporário pode acontecer em todas as áreas da vida em que há esforço e força de vontade. No entanto, o que você quer não é um resultado temporário, e sim permanente, que não dura só um pouco e depois vai embora.

Sabe o que significa "alegria de pobre dura pouco"? Resultado temporário. Sabe o que significa "é bom demais pra ser verdade"? Resultado temporário. E tudo isso está programado na sua mente como verdade. Programado nos outros 95% da atividade cerebral que comandam sua vida.

E aí você entende na prática que força de vontade sozinha não é resultado. É muito possível que haja força de vontade em grande quantidade – e ainda assim falte o resultado realmente desejado.

Mas... por que isso acontece?

A resposta é porque sua força de vontade representa apenas 5% das forças que têm impacto sobre tudo aquilo que você vive. Ou seja: sempre que você se esforça por alguma coisa, é como se houvesse cinco pessoas puxando uma corda para o lado da força de vontade e outras 95 puxando para o lado oposto. Em outras palavras, se as 95 pessoas puxando a corda não estiverem indo na mesma direção do seu esforço, não haverá força de vontade no mundo capaz de fazer seu esforço se tornar resultado.

Imagine que você quer muito prosperar financeiramente. São cinco pessoas "puxando a corda" para o lado da prosperidade, certo? Só que, do outro lado, 95 pessoas aprenderam desde a infância que rico é ganancioso e que dinheiro atrai problema. E então o que acontece? As cinco fazem muita força, mas não conseguem competir contra as 95 que puxam para o lado contrário.

E então você fica cansado e desanimado com seus objetivos – afinal, já faz tempo que está tentando sem ter todo o resultado que verdadeiramente deseja e merece.

O lado consciente do cérebro é metódico, é lógico. É o lado que age buscando dados, comprovações, informações. A ação desse lado é a que busca aquilo que "faz sentido". É lógico, por exemplo, pensar que para termos um relacionamento saudável é necessário amar mais e brigar menos. É lógico pensar que para ter uma empresa de sucesso existem recursos necessários: capital social, equipe, produto, fornecedor, clientes, logística, marketing etc. É bastante lógico pensar que para viver com saúde é necessário comer a quantidade adequada e com qualidade, se exercitar, dormir bem.

Você sabe disso. As pessoas sabem disso.

Mesmo sabendo o que é necessário para um relacionamento saudável, o índice de divórcios no Brasil aumentou cerca de 40% entre 2020 e 2021.[11] Apesar de as pessoas saberem o que é fundamental para construir uma empresa próspera, a taxa de empresas que vão à falência nos cinco primeiros anos é de cerca de 60%.[12] Mesmo sabendo o que é necessário para uma vida com saúde, mais de 50% dos brasileiros estavam com sobrepeso em 2021[13] – isso para falar apenas de um aspecto da saúde física.

Ou seja, você sabe o que precisa ser feito. Você entende o que, pela lógica, é necessário, mas a força de vontade, por maior que seja, representa apenas 5%. E esses 5% do cérebro sempre optam por um caminho já conhecido. Um caminho previamente programado. E essa programação é feita pelos outros 95%.

O que estou dizendo? Estou dizendo que os 5% do seu cérebro sabem o que querem. Mas estou dizendo também que eles só conseguem caminhar se houver uma estrada,

---

[11] Dados do Colégio Notarial do Brasil. Disponível em: ibdfam.org.br. Acesso em: 7 dez. 2022.

[12] Dados de 2022 do IBGE. Disponível em: ibge.gov.br. Acesso em: 7 dez. 2022.

[13] Dados do Vigitel 2021, do Ministério da Saúde. Disponível em: agenciabrasil.ebc.com.br. Acesso em: 7 dez. 2022.

e essa estrada está mapeada nos 95%, com aquilo que desde a infância foi fortemente registrado na sua configuração mental, definindo sua mentalidade de hoje.

Agora, quero mostrar para você como funciona essa subconsciência que manda em 95% de tudo o que vive.

O SUBCONSCIENTE

A programação neurolinguística (PNL), cunhada e desenvolvida por John Grinder e Richard Bandler, baseia a lógica da programação instalada no subconsciente humano. Explicada profundamente em suas obras mais disseminadas, como *Resignificando*[14] e *Sapos em príncipes*,[15] apresenta pressupostos que baseiam plenamente o funcionamento da mente.

Há uma premissa que explica que toda experiência vivida pelo ser humano é constituída por uma estrutura. Uma experiência é um evento experimentado por você, seja simples e aparentemente insignificante, seja profundo e impactante. Sua festa de aniversário foi uma experiência. Sua primeira viagem para um lugar que queria muito foi uma experiência. Essas experiências podem ser boas ou ruins, alegres ou traumatizantes. Independentemente do que a experiência gerou em você, ela carrega uma estrutura.

---

[14] BANDLER, R.; GRINDER, J. **Resignificando**: programação neurolinguística e a transformação do significado. 8. ed. São Paulo: Summus, 1986.

[15] Ibidem. **Sapos em príncipes**: programação neurolinguística. 12. ed. São Paulo: Summus, 1982.

VOCÊ É UM PROJETO DE **DEUS** CRIADO PARA **DAR CERTO**

E AÍ VOCÊ ENTENDE NA PRÁTICA QUE FORÇA DE VONTADE SOZINHA NÃO É RESULTADO.

Marcos Fiel

A estrutura de uma experiência, que é o modo como as programações acontecem em você, envolve três canais que a programação neurolinguística chama de submodalidades. Cada uma delas está diretamente presente na formação de suas programações mentais. Suas experiências incluem fatores auditivos (o que você ouve), visuais (o que você vê) e cinestésicos (o que você sente fisicamente).

Imagine uma experiência ruim: uma criança está na areia da praia brincando. O tempo está limpo e agradável. De repente, em poucos segundos, o tempo vira e a maré sobe muito rapidamente. A criança, que estava com baldinhos se divertindo na areia, agora é atingida por uma onda que faz ela cair e engolir um pouco de água, então é puxada para dentro do mar. Ao abrir os olhos, ela não vê mais seus brinquedos, não vê seus pais e vê outra onda vindo. Ao mesmo tempo, escuta pessoas gritando ao fundo e uma sirene acionada pelos guarda-vidas, indicando perigo no local.

Perceba: a experiência ruim vivida por essa criança tem uma estrutura baseada nas três submodalidades. Ela viu, ouviu e sentiu. Depois disso, essa criança passou a ter trauma de água e de praia. Se essa programação mental não for acessada e reprogramada, a criança crescerá e, por mais que se esforce, sofrerá as consequências do trauma registrado no seu cérebro.

Essa programação mental que foi instalada na sua mente sem que você desse permissão tem um poder tão grande (95%) justamente porque é algo sorrateiro e que, por vezes, passa despercebido.

A doença mais grave é a que não é identificada – e que por isso nunca recebe atenção, não recebe tratamento e, mesmo que não seja tão perigosa, pode acabar matando.

Vamos entender melhor?

É que os 5%, aquilo que você faz força para conseguir, são sintomas. É aquilo que você percebe. Mas é óbvio: você só percebe o sintoma se existe causa. E adivinha: a causa está nos 95%. O sintoma – que você vê – é fruto da causa – que você não vê.

Imagine uma casa com goteira. Qual é a forma mais prática, aparentemente, de resolver o problema? Simples: com força de vontade. Tem goteira? Coloca um balde. Só que, trinta dias depois da primeira vez em que a goteira apareceu, chove de novo. E aí o que a pessoa faz? Coloca um balde de novo. Isso tudo é 5%.

Enquanto isso, a causa é 95%. Se essa pessoa decide resolver o problema de uma vez por todas, em lugar de ficar colocando baldes, ela precisa averiguar por que é que tem goteira. Precisa subir no telhado e verificar telha, calha, laje. Precisa ir até a causa.

Posso contar uma coisa para você?

Quando decide ir no telhado, você não resolve só a goteira. Quando vai ao telhado para corrigir uma goteira, você descobre que a parede manchada e a água caindo dentro de sua casa (visível) têm uma causa invisível. E aí você resolve a infiltração em vez de ficar colocando um balde no meio do aposento ou pintando a parede para esconder o mofo.

Tratar a causa é resolver o que não é visível. E sabe qual é a consequência? O que é visível fica lindo. Eu estou dizendo que, quando decide reprogramar seu subconsciente, você automaticamente cria um consciente que gera mais resultado com menos esforço.

Se você não vai até a causa, é possível que sobre força de vontade e mesmo assim falte resultado. E aí você desanima.

É importante entender que, assim como uma doença que não recebe nossa atenção, a programação mental age de maneira feroz em nosso subconsciente justamente porque não fomos ensinados a diagnosticá-la, e muito menos a dar atenção aos efeitos que ela causa em nós.

Ao longo do tempo, fomos ensinados a dar atenção total àquilo que é lógico e racional. Em outras palavras, nos ensinaram que faz sentido permanecer mais de dez anos na escola, cuidando do desenvolvimento do lado racional, e que está tudo bem chegarmos à vida adulta sem dar a atenção ao restante, que precisa e merece.

Passamos anos ouvindo que para "sermos alguém na vida" precisamos estudar. E aí nos esforçamos muito para passar no vestibular, para fazer curso técnico, faculdade, certificações, pós-graduação, conseguir o estágio, ser efetivado no emprego... e assim passamos os anos cuidando apenas do lado lógico do nosso cérebro – para "ser alguém na vida".

Quando damos toda a atenção ao lado lógico, deixamos de lado o subconsciente que afeta diretamente nossas vidas.

Vamos ver mais um exemplo do que acontece quando você se concentra apenas nos 5% da força de vontade e não dá atenção ao restante.

Imagine que na sua casa, no quintal, haja um limoeiro. Um belo e grande pé de limão.

Esse pé de limão entrega muitos limões para você. Todas as semanas você vai até ele e há limões grandes e cheios de suco para serem colhidos.

Você ama colher frutos no quintal. No entanto, você não gosta de limão. E, porque não gosta de limão, decide fazer alguma coisa para mudar essa situação. Afinal, o que você quer de verdade é ir até seu quintal e colher mangas todas as semanas. E está tudo bem.

Por melhor que sejam, os frutos precisam fazer sentido para você – e não para todo mundo. Se você não gosta de colher limões, algo precisa ser feito. Então você, cansado dos limões, traça um plano mirabolante para que, ao chegar no quintal, encontre mangas para serem colhidas. Você retira todos os limões pendurados no pé. Entra em casa e busca algumas mangas e um rolo de fita adesiva. Vai até o limoeiro, cola uma manga em cada galho. E amarra firme com a fita para que, na próxima semana, você possa colher mangas no seu quintal.

É claro que o plano não dá certo.

Ao chegar na próxima semana, você descobre que o limoeiro continuou dando limões. E que as mangas apodreceram no pé enquanto você esperava para colhê-las.

Por quê?

Porque, se você quer mudar os frutos que colhe, é necessário trocar as raízes. Força de vontade nenhuma para colar mangas no limoeiro trará resultado se a raiz – a programação da árvore – não for alterada. Só é possível mudar os frutos colhidos quando se trocam as raízes plantadas.

Agora você entendeu que, assim como para colher mangas é necessário trocar as raízes do limoeiro, para colher novos frutos em sua vida também é necessário trocar as raízes instaladas na sua programação mental.

O que é colar manga no limoeiro? É viajar para melhorar o relacionamento – e acabar brigando na viagem. É acordar mais cedo e dormir mais tarde para ter mais dinheiro – e perceber que o dinheiro até vem (às vezes), mas junto vem estresse, cansaço e problemas com a família.

Você já entendeu. Ou muda a raiz (a programação mental) ou continuará se esforçando sem o fruto de que realmente gostaria. E o pior é que ainda vão elogiar você, dizendo: "Uau, ele é muito esforçado!". Mas o que você queria não era esforço. Era resultado.

Então você lê tudo isso e percebe que continuar se esforçando, sem mudar a programação mental, realmente é "dar murro em ponta de faca" e decide mudar essa realidade. No entanto, você encontrará um grande empecilho no caminho da reprogramação mental. E eu apresento esse empecilho a seguir.

O GENERAL

Há na mente de todo ser humano um "fator crítico", que é explicado pelo modelo mental de Gerald Kein[16] e passou a ser amplamente aceito no estudo da neurociência.

---

[16] Pesquisador da mente humana, reconhecido mundialmente como um dos maiores hipnotistas e investigadores dos padrões mentais dos seres humanos.

VOCÊ É UM PROJETO DE **DEUS** CRIADO PARA **DAR CERTO**

PARA COLHER NOVOS FRUTOS EM SUA VIDA TAMBÉM É NECESSÁRIO TROCAR AS RAÍZES INSTALADAS NA SUA PROGRAMAÇÃO MENTAL.

Marcos Fiel

O fator crítico do nosso cérebro funciona como um verdadeiro guardião, localizado na nossa mente, com o poder de decidir o que pode e o que não pode ser instalado em nosso subconsciente. Ou seja: se você decide atualizar sua programação, esse fator crítico estará lá para impedir que esse novo registro seja efetuado.

E esse fator crítico, a partir de agora, terá um nome. Nós o chamaremos de General, pois o papel dele é trazer proteção e impedir que sua mente seja invadida. É o General quem tem o poder de determinar aquilo que será ou não instalado na sua programação mental. E, para entender o General, é necessário entender onde ele atua. E como atua.

De acordo com a teoria de Kein, na parte frontal do seu cérebro, em especial do lado direito dele, há um portal. Tudo o que está depois desse portal é parte de sua programação mental, parte daquilo que seu cérebro aciona sem que você perceba – e que exerce uma força poderosa em tudo aquilo que vive. Essa programação mental foi registrada em especial na sua infância e dita a forma como você vive e se comporta até a vida adulta.

Adivinhe quem fica na frente desse portal. O General. Seu General atua diante de tudo aquilo que acontece com você e das informações que recebe: das coisas mais complexas até aquelas aparentemente mais insignificantes. Ele sabe que, se deixar passar, aquilo será instalado na sua programação mental – e terá grande força sobre você.

O trabalho dele é, antes de tudo, analisar se as informações que estão sendo recebidas são correspondentes àquilo que foi registrado na sua mente ao longo da vida.

O General entende que só deve deixar passar informações que sejam semelhantes àquelas que já foram registradas, em especial na infância. Afinal, sua personalidade e sua essência começaram a ser formadas com esses registros, e permitir a passagem de informações diferentes dessas parece bastante perigoso.

Entenda: ele não está tentando impedir seu aprendizado e desenvolvimento. O General simplesmente entende novas informações como uma ameaça. E por isso ele tenta proteger você, bloqueando informações novas de serem recebidas.

O General não está no portal para atrapalhar você, mas para protegê-lo do novo. Você viveu até hoje como foi programado para viver, e o General tem medo de que isso mude.

Vamos pensar sobre isso de um modo bastante simples de entender na prática.

Toda vez que você recebe informações – como está recebendo neste livro – que podem mudar de maneira poderosa suas crenças, o General fica muito preocupado e tenta evitar que essas informações sejam registradas no seu subconsciente. Afinal, ele sabe que sua essência sofrerá mudanças. Você mudará e evoluirá para um próximo nível!

E ele faz isso porque tem medo do novo. E ele só tem medo do novo porque o novo é desconhecido.

Tudo começa na infância. É na infância que começamos a receber registros de informações em nosso subconsciente. São essas informações, que representam

95% das suas inclinações durante toda a vida, que vão desenhar sua personalidade – e forjar sua essência.

Até os 8 anos, não conseguimos exercer controle sobre esses registros. A programação mental acontece em nós de maneira tão natural que aquilo que aprendemos nesse período torna-se um manual de comportamento que guia nossas condutas.

Agora, por um instante, lembre-se de sua infância.

Já nos seus primeiros anos de vida você aprendeu algo bastante sério: desconhecidos são sinal de perigo. Você aprendeu que não deveria conversar com quem fosse novo para você porque isso oferece riscos. Portanto, não é tão estranho que nossa mente rejeite rapidamente aquilo que é desconhecido, ou seja, novo. O General aprendeu isso junto com você.

Se muito dinheiro é desconhecido, o General vai querer distância do dinheiro. Não porque isso é bom ou ruim, mas simplesmente porque é desconhecido. E, se é desconhecido, é estranho. E com estranhos você não deve ter contato. Está percebendo?!

Se um relacionamento divertido, alegre e leve é algo desconhecido, algo com o que você não aprendeu a viver, o General vai fazer de tudo para manter você longe disso. Não porque ele é mau, mas porque ele quer protegê-lo do que é estranho. Se você cresceu assistindo a relacionamentos tóxicos, abusivos e agressivos, é isso que seu General entende como normal, e ele fará de tudo para manter você justamente em relacionamentos assim.

Você começa então a perceber por que tantos filhos "repetem" o comportamento dos pais. Na verdade, estão agindo com base em uma programação mental que o General faz de tudo para manter e seguir. E ele faz isso porque talvez na infância você tenha ouvido algo como "se um estranho oferecer uma bala, corra!", e então sua programação mental incentiva a fuga de toda oportunidade ao longo da vida que vem de algo que não está nela.

Quer mais um exemplo?

Provavelmente você já ouviu alguém dizer que tem medo de avião.

Quando você pergunta para a pessoa se ela já viajou de avião, talvez ela responda que não. Ela não tem medo porque viajou e foi ruim. Ela tem medo por conta de uma programação mental.

Você vai aprender detalhadamente como acontece cada uma das programações em sua mente. Mas, para entender o papel do General, o mais importante é que você entenda por que é tão difícil que coisas novas realmente se tornem verdade na sua vida.

Já definimos que o General não aceita o que é diferente daquilo que foi registrado na infância. É por isso que mudar parece tão difícil. O General, na tentativa de proteger você, evita o novo por não conhecer o que vem a seguir. Porque o novo é desconhecido.

É do interesse do General que você não avance, que fique estagnado e não alcance novos níveis. É a missão do General manter você exatamente onde está porque, se você está seguro aqui, ele acredita ser arriscado demais sair desse local de segurança. É a missão dele impedir seu crescimento porque ele aprendeu que "em time que está ganhando não se mexe" e, portanto, o melhor é manter você paralisado em sua zona de conforto.

Só que o General não sabe que a "segurança" recebida ao permanecer parado não evita o desânimo por estar estagnado. Ao obedecer ao General, você repete o padrão instalado em você desde a infância: o padrão de não arriscar, não ousar, porque "se melhorar, estraga", afinal de contas, como já falamos, "alegria de pobre dura pouco".

E, seguindo essas e tantas outras programações do seu subconsciente, você vai aceitando uma vida de estagnação no nível atual. E por isso não cresce. Não prospera. Não transborda. Quando você percebe, está se esforçando muito, e o resultado não está vindo.

Agora que você entendeu o poder que o subconsciente tem e o quanto ele já afetou você, é chegada a hora de dar um basta em uma vida com programações mentais que atrapalham a sua vivência em tudo aquilo que você nasceu verdadeiramente para viver.

É necessário dar um basta, mudar essa programação e deixar para trás o círculo vicioso que o prendeu até hoje, para verdadeiramente viver um novo fluxo virtuoso.

Existem cinco passos nesse caminho. E chegou a hora de você conhecer cada um deles.

É hora de dar o primeiro passo!

VOCÊ É UM PROJETO DE **DEUS**
CRIADO PARA **DAR CERTO**

CAPÍTULO QUATRO

4

É O MOMENTO DO BASTA

Depois dos três primeiros capítulos, você certamente já entendeu questões fundamentais para viver plena e abundantemente o propósito de Deus para sua vida.

Primeiro, já entendeu que você é um projeto de Deus que foi criado para dar certo. Segundo, percebeu que há fatores internos e externos capazes de impedir o acesso a tudo aquilo que já está liberado para você.

Entendeu, também, que existe uma armadilha poderosa para você não exponencializar verdadeiramente seus resultados dentro do cérebro e que é preciso saber lidar com o General que existe em nós para, assim, quebrar com as configurações mentais que nos seguram para trás.

Quando eu era pequeno, minha mãe sempre me dizia o seguinte: "Filho, a vida da gente é cheia de altos e baixos". Talvez você tenha aprendido algo parecido, algo como "a vida é feita de picos e vales" ou "a vida é como uma roda gigante, em um momento você está em cima e no outro está embaixo".

Eu cresci acreditando nisso.

Certa vez, um palestrante desenhou a ilustração a seguir e disse assim: "A vida é feita de altos e baixos, porque, quando a linha ficar reta, significa que a vida acabou. Significa que você morreu".

Eu ouvi aquilo e pensei: *Está vendo? Bem que a minha mãe avisou. A vida é assim mesmo.* E, com o tempo, descobri como foi que isso se tornou tão real para mim.

Quando eu tinha 12 anos, meus pais, eu e meu irmão morávamos na grande São Paulo. Mas o sonho do meu pai era morar no interior. Ele tinha esse desejo muito forte e, claro, nós também queríamos aquilo. Meu pai era torneiro mecânico e trabalhava em uma empresa (uma "firma", como ele chamava), e não era tão simples encontrar um novo emprego em outro lugar. Eram outros tempos.

Um dia meu pai chegou em casa muito feliz. O rosto dele mostrava que ele estava muito animado com alguma coisa. E ele logo contou a boa notícia: "Olha, gente, eu recebi uma notícia. A firma está se mudando para o interior de São Paulo. E me fizeram uma proposta para que eu vá junto com eles. Eles vão manter minha vaga e vão pagar nosso aluguel por um ano lá no interior".

Essa notícia era a realização de um sonho para meu pai e para todos nós.

Uns dias depois, entramos no carro e fomos para o interior de São Paulo. A missão era encontrar nossa nova casa. Foi muito bom, claro. Nosso propósito com a viagem era a realização de um sonho.

Algumas semanas depois, faltava apenas assinar o contrato da casa. Meus pais, então, deixaram eu e meu irmão na casa dos nossos avós, porque iriam até lá apenas para a assinatura do contrato. Quando voltaram, chegaram muito entusiasmados com a novidade. Tinha dado tudo certo e, a partir daquele momento, a casa era nossa.

Quando meus pais chegaram, porém, o clima na casa dos meus avós não era bom. Na verdade, o clima era bem ruim. Meu avô tinha acabado de ser levado às pressas para o hospital e, infelizmente, nunca mais voltou para casa.

Sabe o que eu aprendi naquele momento? Eu aprendi que, sempre que acontece uma coisa boa, uma coisa ruim acontece logo em seguida. E, então, o que foi reforçado no meu cérebro? Que, realmente, assim como eu aprendi várias vezes, a vida é feita de altos e baixos.

E esse padrão registrado se repetiu diversas vezes na minha vida.

Nós realmente fomos morar no interior de São Paulo. E, chegando lá, minha mãe teve uma ideia: "Filho, aqui perto, em Campinas, tem uma feira de sábado, sempre de manhã, bem movimentada. A mãe conhece um fornecedor de temperos. O que você acha de vender tempero na feira?".

Eu achei a ideia muito boa. E fui.

Todo sábado de manhã eu estava lá, na feira. Eu colocava uma lona azul no chão e, em cima, colocava os temperos – sal, cominho, colorau, manjericão e mais um monte de outras especiarias – e vendia. Na verdade, eu não vendia. As pessoas é que compravam. Porque, enquanto eu ficava lá quietinho, os outros vendedores da feira gritavam, anunciavam, ofereciam e divulgavam seus produtos. De mim, acho que compravam por dó. Mas era o que eu fazia. Foi minha primeira empresa.

Depois de algumas semanas, alguns dos temperos começaram a acabar. Então eu fui até minha mãe e avisei a ela que precisava comprar mais. Minha mãe, então, pediu:

"Tá bom, filho. Dá o dinheiro que a mãe compra".

Eu devolvi, perguntando:

"Que dinheiro?".

E ela não entendeu:

"Ué, você não vendeu os temperos?".

Eu respondi:

"Vendi".

Ela perguntou:

"Então, cadê o dinheiro?".

"Comprei uma bola", respondi.

Ali estava eu, quebrando minha primeira empresa. Então minha mãe me explicou o que eu estava fazendo de errado e como precisava agir a partir daquele momento.

Tive, então, uma ideia de pedir um empréstimo para minha mãe para repor os temperos – assim que vendesse mais, eu devolveria o valor.

Aqui começava mais um padrão mental na minha vida. Eu não estava agindo (pedindo empréstimo) para crescer, alavancar, prosperar. Eu estava agindo para corrigir um problema. E isso se repetiria mais vezes.

Ela me emprestou dinheiro, eu repus os temperos e recomecei as vendas. Mas eu não queria simplesmente pagar minha mãe. Eu queria pagar rápido para me livrar da dívida. Foi então que eu tive outra ideia.

Até então, eu só vendia os temperos aos sábados pela manhã. Como eu queria pagar minha mãe rapidamente, decidi fazer algo para acelerar o processo; assim, à tarde, comecei a vender geladinho (também chamado de chupe-chupe, sacolé etc.). Dessa forma, acelerei o processo para pagar minha mãe.

Entenda: mais uma vez eu começava um negócio, um projeto, uma empresa, não para prosperar, não para ter lucro, mas para resolver um problema. E essa configuração mental se repetiu muitas vezes na minha história até que, quando eu cheguei aos 14 anos, meu pai me chamou para uma conversa bem séria. E a conversa foi mais ou menos assim:

"Filho, chega de brincar. Agora você precisa ter uma profissão".

Do jeito que ele falou, parecia que ser vendedor não era profissão.

Meu pai tinha estudado no Senai (Serviço Nacional de Aprendizagem Industrial) e se tornado torneiro mecânico. E adivinha o que eu fui fazer? Claro, estudar no Senai para ser torneiro mecânico.

Eu fiz todo o curso e percebi que meu pai estava muito feliz. Então, decidi que deixaria ele ainda mais feliz e me inscrevi no curso de ferramentaria. Meu pai ficou muito orgulhoso.

Era o que eu queria? Não. Eu estava feliz? Estava. Porque, para mim, o que importava era fazer o que meu pai desejava; eu queria deixar ele feliz.

Formado, era hora de ter um emprego. E adivinha onde eu fui trabalhar?

VOCÊ É UM PROJETO DE **DEUS** CRIADO PARA **DAR CERTO**

NÃO É PROBLEMA SEGUIR A MESMA PROFISSÃO QUE A DE SEU PAI. É PROBLEMA SE O SEU PROPÓSITO NÃO TEM NADA A VER COM ISSO.

Marcos Fiel

Sim, na firma com meu pai.

Saíamos de casa juntos. Pegávamos o transporte (o famoso "fretado") juntos. Almoçávamos no bandejão juntos. Fazíamos tudo juntos. Minha máquina e, mais para trás, a máquina em que ele trabalhava. Eu olhava para trás e ele fazia um sinal de positivo com a mão. Eu fazia de volta, mas pensava que eu não queria mesmo estar ali. Ali não era o meu lugar. Eu estava apenas repetindo um padrão, e não cumprindo um propósito.

Quando íamos a festas de família, em que estavam meus primos, meus tios diziam:

"Estão vendo? Vocês precisam fazer como o filho do Wilson, que já tem uma profissão".

Eu ouvia isso e pensava: *Não. Como eu, não. Não diz isso*. Porque eu estava realizando o desejo do meu pai, não o meu.

Trabalhar ali estava muito difícil para mim, porque eu não queria mais aquilo. Eu estava muito longe do que era o propósito de Deus para minha vida. E, então, percebi que precisava tomar uma decisão.

Eu não queria mais ser torneiro mecânico. Eu queria viver com pessoas, desenvolver novos negócios. Não é problema seguir a mesma profissão que a de seu pai. É problema se o seu propósito não tem nada a ver com isso.

Então comecei a pensar no melhor momento para contar minha decisão para meu pai. Afinal, ele não queria aquilo de jeito nenhum para mim. Pensei comigo: *Na hora do almoço*. E assim fui dormir decidido. Acordei e pensei: *É hoje no almoço*.

Na hora do almoço: eu, bandejão, bandejão, meu pai.

Eu, resoluto, chamei:

"Pai!".

Meu pai respondeu:

"Oi".

Eu pensei... e falei:

"Você vai comer a sobremesa?".

Ele olhou para mim e respondeu:

"Não. Pode pegar".

Eu não queria sobremesa. O que eu queria era agir e mudar de vida.

No outro dia, então, eu pensei: *Agora vai*.

Lá estávamos nós. Eu, bandejão, bandejão, meu pai.

E eu falei:

"Pai!".

E ele disse:

"Sim?".

Eu pensei muito, decidido, e então disse:

"Você vai comer a banana?".

E lá estava eu comendo duas sobremesas de novo. E isso aconteceu porque eu estava sempre deixando para o dia seguinte. E, assim, meu amanhã durou seis meses. Seis meses comendo duas sobremesas, seis meses deixando para depois, seis meses sem viver o melhor para minha vida. Sabe por quê? Porque, enquanto tiver um amanhã, você sempre vai postergar as coisas.

A mudança acontece hoje. O basta acontece hoje. A decisão acontece hoje.

Um dia eu não aguentei mais e falei para meu pai:

"Pai, vou pedir a conta".

Meu pai ficou pensativo. E me devolveu com uma pergunta:

"Você conseguiu emprego em uma multinacional?".

Na minha frente era como se estivesse aparecendo uma palavra bem grande: ferrou. Eu sabia que estava frustrando as expectativas do meu pai. Mas também sabia que precisava parar de suprir as expectativas dos outros e começar a suprir as minhas. Então falei para ele que não, não tinha conseguido uma vaga em uma multinacional. E meu pai perguntou o que eu pretendia fazer:

"Eu vou ser vendedor".

Meu pai não entendeu nada. Ele me perguntou:

"Mas mesmo tendo uma profissão você vai abandonar tudo? Você tem convênio médico, estabilidade, cesta básica... Você vai mesmo deixar tudo isso para trás?".

Do jeito que ele falou comigo, realmente parecia que eu estava muito errado, que eu estava perdendo muita coisa. Mas a verdade é que o que eu estava perdendo eram coisas que na realidade eu nunca quis.

E lá fui eu para minha nova jornada.

O que eu sabia fazer era vender. Na verdade, eu ainda só sabia entregar meus produtos. As pessoas que compravam. Mas era o que eu gostava de fazer: negócios com pessoas.

Então passei na frente de um camelódromo em Campinas e decidi que eu poderia ter um box ali. Poderia ser um camelô. Então fui a São Paulo, a lugares como a rua 25 de Março e a Galeria Pagé, e comprei várias coisas para revender como camelô.

Durante essa jornada, de vez em quando eu almoçava no shopping.

Em uma dessas vezes, entrei em um shopping em Santa Bárbara d'Oeste e vi um espaço com tapumes. O lugar estava vago, disponível para uma nova loja. Eu tinha 18 anos na época e, olhando aqueles tapumes, pensei: *Eu quero ter uma loja no shopping*.

Nessa época, eu já tinha entendido a importância de *decidir* **rápido**, mas, mais do que isso, de também *agir* **rápido**. Porque, da última vez em que eu tinha apenas decidido, eu comi duas sobremesas por seis meses... mesmo não querendo nenhuma.

Andei pelo shopping, avistei um segurança e perguntei onde ficava a administração. Ele me mostrou o caminho, e eu fui até lá. Cheguei na administração, e a pessoa responsável me entregou uma lista de documentos necessários para a locação do espaço. Eu juntei todos os documentos pedidos e levei até lá alguns dias depois. A pessoa começou a checar a documentação e, uma a uma, validou tudo. No final, depois de já ter conferido todos os documentos, ela me disse:

"Marcos, está tudo certo com a documentação! Agora só falta uma coisa. Eu preciso ir até a sua loja atual para a gente tomar um café".

E aí, de novo, apareceu bem grande na minha mente a palavra "ferrou". Eu pensei comigo: *Que café? Ela acha que eu vou ter uma máquina de expresso e xícaras de porcelana?* Era um bule e copo de plástico. Eu sabia que ia dar errado.

Umas semanas depois me ligaram:

"Marcos, aqui é do shopping. Nós estamos ligando para informar que sua loja não tem perfil para shopping".

Você entende o que foi essa ligação para mim?

Eles não me disseram que meu fiador tinha sido recusado. Eles não reprovaram alguma documentação, nem tiveram de negar a loja por alguma restrição no nome. Estava tudo certo. O fato é que eu não tinha perfil.

Eu podia ter desistido, ter ficado chateado. Podia ter ficado com raiva do shopping e nunca mais querer nada disso. Mas eu já tinha a visão. Só ainda não tinha a vista.

Vista é o que os seus olhos estão vendo. Visão é aquilo que você já enxergou na mente, mas ninguém mais viu ainda.

Enquanto eu não podia ter a loja que queria, toda semana eu almoçava no shopping, passava em frente à loja fechada com tapumes e ficava olhando. Eu já tinha a visão. Ela apontava para aquele espaço. Minha vista via tapume. Minha visão via a loja funcionando.

Algumas vezes eu ia longe na visão.

Eu dizia para minha mãe:

"Mãe, vou ter que contratar mais funcionários para a loja. O movimento aumentou".

Ela dizia:

VOCÊ É UM PROJETO DE **DEUS** CRIADO PARA **DAR CERTO**

MAS TAMBÉM SABIA QUE PRECISAVA PARAR DE SUPRIR AS EXPECTATIVAS DOS OUTROS E COMEÇAR A SUPRIR AS MINHAS.

Marcos Fiel

"Para com isso, menino, tá doido?".

Mas eu tinha a visão.

Um ano depois, recebi uma ligação. "Marcos, aqui é do shopping. Olha, a administração do shopping mudou, e nós vimos que tem uma documentação sua parada aqui. Nós queremos saber se você gostaria de retomar as negociações."

Talvez você pense que eu aceitei, mas não. Eu já tinha aprendido como fazer, então respondi:

"Vou passar aí para tomar um café com vocês".

Dois meses depois, eu inaugurava minha própria loja no shopping.

Com o tempo, fui ampliando os negócios e abri mais uma loja. Depois, abri outra. E assim criei uma rede de lojas em shopping.

E tudo isso começou onde? Na venda de temperos? No camelô?

Não.

Tudo isso começou com uma decisão. A decisão de viver o meu propósito. A decisão de nunca mais aceitar uma vida menor do que aquela que eu realmente mereço e nasci para viver.

Mas, como você sabe, eu tinha aprendido algo lá no começo da minha trajetória. Eu tinha aprendido que a vida é feita de altos e baixos, lembra? Eu tinha aprendido também que eu agia, eu fazia alguma coisa, não para prosperar e crescer, mas para corrigir um problema. Para ajustar algo que estava errado.

E assim fui abrindo loja após loja não porque estava prosperando muito, mas para tentar corrigir prejuízos, equilibrar contas.

Nesses altos e baixos, o ano de 2007 foi o momento em que cheguei ao fundo do poço.

Eu estava devendo 1,5 milhão de reais. Estava estressado, tendo crises de ansiedade. Esforçado que era, todos os dias saía muito cedo para trabalhar e chegava em casa só meia-noite. Eu tremia toda vez que meu telefone tocava porque era quase sempre cobrança. Em uma dessas ligações, desliguei o telefone e o joguei na parede. Eu não tinha mais o mínimo de inteligência emocional, de autodomínio. Fui parar no hospital com pressão arterial de 20 por 12. E, claro, eu levava tudo isso para dentro de casa. Eu estava perdendo meu casamento, minha família.

Você se lembra do capítulo 1? Na ânsia de me encontrar, eu estava me perdendo de mim mesmo.

Certa noite, cheguei em casa e minha esposa estava no fogão, cozinhando, e apenas disse:

"Do jeito que tá, não dá mais".

E continuou cozinhando.

Alguns minutos depois, ela disse que o jantar estava pronto.

Eu me servi e me sentei no chão. Nessa noite, comi no chão, ali, encostado na parede. E comi chorando muito. Porque não era essa vida que eu queria nem para mim nem para minha família. Eu queria uma vida, não queria sofrer e só sobreviver. Nessa noite, eu dormi chorando.

No dia seguinte, eu tinha uma reunião marcada para as 10 horas da manhã com uma representante comercial chamada Sílvia. Eu não queria ir, seria uma reunião de apresentação de orçamento para publicidade na televisão. E eu não tinha dinheiro nem para pagar as contas, imagina para investir em um pacote de propaganda. Mas eu tinha dado minha palavra e fui.

Na reunião, a Sílvia me apresentou tudo e me perguntou se íamos fechar o negócio. Eu respondi que não, porque infelizmente estava sem condições financeiras, inclusive com duas ordens de despejo nas minhas lojas.

Sílvia ficou espantada e me respondeu:

"Nossa, Marcos, que estranho. Pela quantidade de lojas que você tem, esse investimento proporcionalmente seria bem baixo, né? Fico espantada porque você tem muito potencial…".

Eu não queria ter potencial. Eu queria ter resultado. Eu não queria que olhassem e pensassem: *Hm, ele tem potencial!* Eu queria que minha vida desse mais resultado.

Contei um pouco da minha história para Sílvia e ela me disse que meu problema era interno, e não era externo. Ela explicou que eu precisava de autoconhecimento e inteligência emocional e precisava também remover os bloqueios que estavam me travando no nível atual.

Naquele dia, tomei uma decisão: eu cuidaria de mim para viver tudo aquilo para o qual realmente havia nascido para viver. Era a única saída.

Saí da reunião, investi em um primeiro curso e comecei uma jornada de autoconhecimento e desenvolvimento pessoal. E nunca mais parei. Porque, se eu sou um projeto de Deus criado para dar certo, não posso ser o responsável por fazer esse projeto dar errado.

Algum tempo depois, comecei a colher frutos porque o problema não era o shopping, não era a loja, não era o ramo, não era o ponto... O problema era meu mundo interno, e, quando cuidei disso, todo o resto mudou. E sabe por quê? Porque meus problemas não diminuíram, eu que aumentei de tamanho. Antes, eu olhava meus problemas de baixo. Agora, olhava-os de cima, porque eu havia crescido.

Tudo o que aprendi, ensinei a meus funcionários, dando palestras sobre mentalidade e emocional, e o desempenho deles melhorou muito. Minhas dívidas não foram quitadas automaticamente, mas estavam em um fluxo de caixa para pagamento. Eu estava agindo com inteligência emocional, e isso mudou meus resultados em todas as áreas da minha vida.

Com o tempo, outros lojistas começaram a me chamar para palestrar na empresa deles porque viram meus resultados aumentando.

Sabe o que aconteceu comigo? O dia mais feliz da minha vida passou a ser o dia que eu ia dar palestra. Nesses dias, eu acordava e pensava que era o melhor dia da minha vida.

Até que me perguntei: *Se meu dia mais feliz é aquele em que eu dou uma palestra, por que todos os dias não podem ser assim?*

VOCÊ É UM PROJETO DE **DEUS** CRIADO PARA **DAR CERTO**

O DIA DO BASTA PRECISA SER HOJE PORQUE, ENQUANTO SUA VIDA TIVER UM AMANHÃ, VOCÊ SEMPRE DEIXARÁ TUDO PARA O DIA SEGUINTE.

Marcos Fiel

Então liguei para meu pai e disse que ia vender as lojas. Meu pai não entendeu nada. Ele sabia que as coisas tinham dado certo, que eu já estava prosperando. Eu já tinha até dado um carro para meus pais de presente.

Entre 2008 e 2016, dei inúmeras palestras em empresas e eventos. E, em 2016, junto com meu irmão e sócio, Tiago, fundei o Instituto Academy Mind, que transforma milhares de vidas por todo o Brasil.

E tudo isso começou com uma decisão. A decisão de dar um basta em uma vida sem propósito, um basta em uma vida sem resultado, uma basta em uma vida sem inteligência emocional.

Quando será o seu basta? Quando você der um basta definitivo em uma vida menor do que aquela que você realmente merece, com bons resultados na sua família, nos negócios e em todas as áreas da sua vida.

O dia do basta precisa ser hoje porque, enquanto sua vida tiver um amanhã, você sempre deixará tudo para o dia seguinte.

Se você decide fazer de hoje seu dia do basta, escreva abaixo "**Hoje é o dia do basta!**":

_____

UM CONVITE

Mesmo depois de saber toda a minha história e tomar a decisão de dar um basta no que tem sido um impedimento de seguir os propósitos de Deus, é bastante possível que você ainda aponte uma centena de circunstâncias que estão além de você, e provavelmente colocará nelas a culpa por "as coisas não acontecerem" ou por darem errado. É comum que o cérebro justifique aquilo que você **não faz** ao culpar as coisas por **não acontecerem**.

E eu provoco: você só tem aquilo que você tolera!

Sabe por que você permanece por anos no trabalho que não quer e que causa infelicidade? Porque você tolera esse emprego.

Sabe por que você deixa seu casamento cercado de brigas e desentendimentos? Porque você tolera que a vida da sua família seja assim.

Sabe por que você não se livra de práticas que só atrapalham você e aqueles que ama? Porque você tolera esses comportamentos.

Mais do que decidir dar um basta, para você dar certo, é necessário mapear o que não quer mais em sua vida. Então a pergunta que fica aqui é: quais são as coisas que você definitivamente não tolera mais? Talvez você não suporte mais os problemas de relacionamento ou quem sabe as dificuldades financeiras. E não tolerar mais é o primeiro passo para se livrar delas, para dar um basta. Convido você a realizar o exercício de escrever pelo menos três delas aqui:

_____

_____

_____

O ponto é: se você realmente não tolera mais, agora vai fazer alguma coisa para mudar a situação. Pois, se sabe o que é e não tolera, você faz diferente. A partir de agora, a culpa não é mais de as "coisas não acontecerem". Agora, é sua a responsabilidade de fazer acontecer.

Você tolera a pobreza? Pobreza, no latim, significa improdutividade. Quando falei sobre pobreza, talvez sua mente tenha relacionado ao financeiro. A pobreza em seu sentido mais amplo é ser improdutivo em qualquer pilar da vida. Há pessoas pobres de relacionamentos, pobres de saúde mental, pobres de mentalidade, pobres de dinheiro. E você? Está tolerando a pobreza em qual área da vida? Pobre não é quem não tem dinheiro, e sim quem não tem atitude.

Talvez você não esteja pronto para tudo isso. E nem precisa estar. Nunca estaremos prontos de verdade. Por isso, mais importante do que estar pronto é estar disponível. E mais importante do que estar disponível é dar prioridade. Disponível e dando prioridade para a decisão de avançar ao próximo nível. Permita-se uma leitura incrível de tudo que vem pela frente.

Trazer você à vida e mantê-lo assim foi ação de Deus. Daqui para a frente, você recebe um convite: ser tudo aquilo que você nasceu para ser. Então eu pergunto: você aceita esse convite?

Se sim, parabéns pela sua decisão! É a partir dela que você poderá avançar para fazer dar certo o projeto que foi criado para isso: a sua vida!

Para viver uma vida com propósito, é necessário aceitar essa jornada.

VOCÊ É UM PROJETO DE **DEUS**
CRIADO PARA **DAR CERTO**

CAPÍTULO CINCO

5

PERMISSÃO, ENERGIA E MOVIMENTO

Na introdução deste livro, falamos de um conceito muito importante para seu desenvolvimento: a permissão. Sem permitir-se, nada é possível. Como visto anteriormente, mudanças de verdade só acontecem quando deixamos que elas aconteçam.

O próprio Deus, o Criador, dono de todas as coisas, pede autorização para entrar. Por que com as mudanças positivas de sua vida seria diferente? Ele diz: "Eu estou à porta e bato. Se alguém ouvir a minha voz e abrir a porta, entrarei".[17]

Não é possível viver uma transformação verdadeira, uma mudança de nível na sua vida sem que você verdadeiramente se permita isso. Na verdade, nada de bom na vida é sem permissão. Uma cura, mesmo que por meio de cirurgia, precisa da sua permissão. Um relacionamento saudável e prazeroso precisa da sua permissão para o outro entrar na sua vida. É impossível ter um aprendizado sem você se permitir a ele. Se você permite se esvaziar para se encher do novo de Deus para sua vida, escreva abaixo **"Eu me permito desconstruir para construir algo novo"**.

---

[17] Apocalipse 3:20.

A partir do momento em que há permissão, é necessário ter energia. Sem energia não há vida. Aliás, a morte é quando a energia acaba totalmente.

Tem gente que não morreu, mas parece um zumbi. Pessoas assim, sem energia, não prosperam, não evoluem, não crescem. Porque as coisas só melhoram quando você coloca energia nelas.

Já viu um começo de relacionamento? O casal geralmente tem muita energia. Ficam conversando por várias horas e ninguém tem coragem de parar de responder. É uma energia incrível! Mas se esse mesmo casal parar de colocar energia no relacionamento, depois de um tempo não aguenta mais ficar junto. E isso vale para todas as áreas da vida.

Talvez você já tenha sido atendido por um vendedor "morto"; você quer comprar e ele quer que você vá embora. Sem energia, ele muitas vezes perde a venda. Ao mesmo tempo, há vendedores com tanta energia que até o convencem a comprar algo mesmo quando você nem queria comprar nada. Porque você, na verdade, comprou a energia do vendedor, não o produto em si. Percebe? Ou seja, onde você coloca energia as coisas melhoram e acontecem.

Sem energia não há movimento. E ao longo deste livro você está percebendo como é impossível crescer, prosperar e transbordar sem movimento. Assim como permissão e energia são indispensáveis para tudo, o movimento também é.

É inegável que cada milagre realizado por Jesus foi precedido de um movimento: foi assim com a transformação de água em vinho, foi assim com a multiplicação dos pães e dos peixes e em tantos outros milagres – carregar a água, levar os alimentos... movimentar-se até o milagre. Como no caso da ressurreição de Lázaro, em que o movimento das pessoas é que ditou o ritmo do milagre.

O movimento muda tudo. Sair do lugar é a premissa básica para que o próximo nível seja alcançado. E aqui entra um ponto diferenciador. Existe uma diferença crucial entre saber e fazer. E o resultado de quem sabe de verdade vem com permissão, energia e movimento.

SÓ SABE QUEM FAZ

O que eu estou dizendo? Estou dizendo que você saber que o movimento muda tudo não serve para absolutamente nada caso não tome uma atitude. Saber que o movimento muda tudo não serve se não houver atitude. É necessário fazer movimento. É necessário sair do lugar. Saber o que é necessário fazer não serve para nada se você não se determinar a fazer, e determinação sozinha também não adianta nada se você não colocar em prática de fato.

Geralmente, é na escola que descobrimos que saber e fazer são coisas diferentes, mas só mais para frente a gente vai de verdade aprender que quem sabe, mas não faz, na verdade nem sabe.

Imagine um aluno do oitavo ano do Ensino Fundamental. A disciplina é Matemática. E a lição da vez é alguma famosa fórmula aritmética. O professor deu todas as explicações. Ensinou longamente, mostrando exemplos, dando caminhos e detalhando cada passo para a resolução da fórmula. No fim da explicação prolongada, perguntou aos alunos se eles tinham entendido. Os alunos, que tinham prestado atenção na aula e acreditavam que de fato haviam absorvido o conteúdo, responderam que sim. O professor perguntou se havia dúvidas. E os alunos disseram que não. Em seguida, colocou no quadro uma lista com dez exercícios para que os alunos pudessem praticar o que tinham aprendido na aula.

E adivinhe o resultado. Isso mesmo. Ninguém conseguiu fazer nada. Os alunos sabiam a fórmula, mas não tinham aprendido a fazer. Não é que o professor não tenha explicado bem. É que eles ainda não tinham feito. E, depois da ajuda do professor na prática, aí sim eles realmente fizeram. E, quando fizeram, aprenderam a fórmula.

Ou seja: só sabe quem faz.

QUEM TENTA NÃO FAZ

Agora que você aprendeu, ou relembrou, que o mais alto grau do saber é colocar seu conhecimento em ação, torna-se maior ainda a importância do fazer. Execução é a chave. A mudança que você procura está a um verbo de distância: fazer. A ida para o próximo nível só poderá acontecer se você começar. A subida para o próximo degrau na escada da evolução só será possível se você der o primeiro passo. É necessário agir, executar. As pessoas muitas vezes trocam esse verbo por outros, como pensar, meditar, refletir, analisar, projetar, planejar... e tudo isso é importante. Mas de nada adianta se não houver o fazer.

VOCÊ É UM PROJETO DE **DEUS** CRIADO PARA **DAR** CERTO

PERMITA-SE ENTENDER: SUA SUBIDA PARA O PRÓXIMO NÍVEL SÓ ACONTECE SE VOCÊ FIZER O QUE SÓ VOCÊ PODE FAZER.

Marcos Fiel

Aqui encontramos dois grupos de pessoas: os teóricos e os práticos. Os práticos fazem. E quem faz erra. E quem erra corrige. E quem corrige aprende. E quem aprende vence.

E é aí que entra o mais perigoso verbo adversário do fazer. Talvez muitas pessoas pensem que o oposto de fazer é simplesmente não fazer, mas não é verdade. Quem meramente não se move, não age, não faz, possivelmente é porque nem sabe, nem entendeu. É diferente de quem está no caminho, recebendo luz sobre seus passos e entendendo que é necessário avançar.

O verbo adversário do fazer é o tentar. Tentar é o oposto de fazer.

É porque o inimigo não poderia fazer nada com Jesus que tudo que lhe restava era tentar o Mestre.[18] E quem tenta nunca consegue. E ele não conseguiu. Está bem claro: quem tenta não faz.

Imagine que alguém que você ama muito está há meses com uma cirurgia marcada. A questão de saúde é bastante séria e o procedimento envolve riscos. A demora para que a cirurgia acontecesse se deu justamente para que todo o protocolo prévio fosse feito com o máximo de cuidado.

Chegado o dia da cirurgia, você leva a pessoa que ama para o hospital. O corpo de enfermagem prepara sua pessoa amada para a chegada do cirurgião. Está tudo pronto. Quando o médico chega, você, que está apreensivo, busca uma palavra de conforto e pergunta:

"Doutor, vai dar tudo certo, né?".

---

18 Lucas 4:1-13.

O médico, então, olha para você e responde:

"Eu vou tentar".

Eu não sei quem é você que está lendo, mas eu sei que, em sã consciência, provavelmente você fugiria do hospital com a pessoa que ama. Porque não dá para confiar em um médico que diz que "vai tentar". Afinal, em uma situação dessas, o mínimo que você espera é escutá-lo afirmar que vai fazer o melhor.

Porque quem tenta não faz.

É como ouvir de um piloto de avião dizer, na aeronave, de maneira clara: "Apertem os cintos, vamos tentar fazer um voo seguro e chegar ao destino", em vez de dizer que vai fazer um voo seguro.

Permita-se entender: sua subida para o próximo nível só acontece se você fizer o que só você pode fazer.

QUAIS SÃO SUAS EXPECTATIVAS?

Com toda certeza você já ouviu alguém dizer – e talvez você mesmo diga – que não gosta de criar expectativas para não se frustrar depois. Mas essa lógica não é tão simples assim.

Antes de tudo, precisamos separar as coisas: existe uma diferença entre criar expectativas e criar ilusões. Não faz sentido criar expectativa de um alto faturamento em uma empresa que sequer existe ou se você não investe nela ou em si mesmo. Isso não é expectativa; é ilusão. Talvez você acredite que a expectativa é uma coisa ruim porque na verdade, até hoje, cultivou somente ilusões, e não expectativas.

Sem expectativas, na verdade, você não faria nada. Imagine você estudando para o vestibular sem criá-las: *Olha, eu vou estudar muito para o vestibular, mas estou começando esses estudos e sei que no final vai dar tudo errado, eu não vou passar na prova, vou ficar no quase.* Isso seria uma insanidade. Não é assim que acontece justamente porque você tem expectativas.

Em vez de fazer torcendo para dar errado, a gente começa as coisas, cria projetos, porque queremos que eles deem certo. O nome disso é expectativa. Se não tivéssemos boas expectativas, continuar seria loucura. Quando não há expectativas, a gente para. Quando há, a gente continua.

Mas eu entendo você. Talvez em algum momento alguém fez uma promessa e não cumpriu. Talvez em algum momento você foi machucado, alguém o decepcionou. E a sua mente, como mecanismo de defesa, opta por proteger e não criar expectativas para não se machucar novamente.

Se você não tem expectativas de que algo vai dar certo, por que você continua mesmo assim?

Criar expectativas, portanto, não é um problema. O bloqueio de acreditar que criar expectativas é algo ruim é que é o verdadeiro problema. Talvez por conta de diversas experiências frustradas, como falamos, você parou de criar expectativas. Mas, como acabou de ver, só é possível avançar quando ainda há expectativas de melhora, crescimento e desenvolvimento.

Quem sabe você começou a ler pensando que não iria criar expectativa alguma para esta leitura. Afinal, você já leu tanta coisa e não chegou aonde queria. Então, a melhor opção parece ser não criar expectativa alguma mesmo.

VOCÊ É UM PROJETO DE **DEUS** CRIADO PARA **DAR CERTO**

SE SEI O QUE QUERO, ENTÃO FAÇO O QUE É PRECISO E NÃO O QUE É MAIS CONFORTÁVEL.

Marcos Fiel

Então, se esse é o seu caso – e também se não é! –, tenho uma boa notícia para você: eu escrevi este livro com grandes expectativas, porque sei que, se estiver lendo com permissão, energia e movimento, você pode inclusive aumentar suas expectativas para a continuidade da leitura! Porque quanto maiores forem as suas expectativas, maior será a chance de você cumprir o propósito universal de todo ser humano: crescer, prosperar e transbordar.

CLAREZA DO PRÓXIMO NÍVEL

Até aqui já falamos sobre "próximo nível" algumas vezes. Para você, o que é o próximo nível?

É importante diferenciar que é possível, sim, viver sem clareza do caminho que se trilha, desde que exista clareza do final – do próximo nível.

Clareza do próximo nível é conseguir ter visão da formatura, e para isso não é necessário ter clareza de todo o caminho que será feito até lá – cada prova, cada atividade, cada madrugada estudando.

Querer a clareza do caminho inteiro nos faz estagnar. Em vez disso, a clareza do que eu quero – o próximo nível – faz com que eu estabeleça prioridades e me movimente em direção a elas.

Se tenho clareza de que quero chegar ao peso ideal – próximo nível –, eu consigo chegar até lá. Eu só consigo dizer "não" se eu sei o que quero: eu digo não a um pote de sorvete porque sei aonde quero chegar.

Se sei o que quero, então faço o que é preciso e não o que é mais confortável. Se você não sabe o que quer, se não tem clareza, então não tem nem uma lista do que precisa e faz apenas o que é mais cômodo – afinal, como expliquei no capítulo 3, ficar na zona de conforto é nosso estado natural.

De maneira prática: clareza do próximo nível é saber o destino e, por isso, trilhar o caminho. Para trilhar o caminho, é necessário antes saber o destino. Sem saber o destino, nem mesmo um GPS consegue levá-lo a algum lugar.

Veja a lista a seguir e marque o que faz sentido ter em sua vida no próximo nível.

- [ ] Ter mais tempo de qualidade para si.
- [ ] Ampliar receitas financeiras.
- [ ] Ter mais tempo de qualidade com as pessoas que ama.
- [ ] Descobrir seu propósito de vida.
- [ ] Melhorar seu relacionamento amoroso.
- [ ] Expandir sua empresa (faturamento, produto, impacto, marca).
- [ ] Controlar os próprios pensamentos (pensamentos acelerados, pensamentos disfuncionais).
- [ ] Sentir-se merecedor.
- [ ] Melhorar seu relacionamento com os filhos.
- [ ] Viajar mais.
- [ ] Melhorar sua saúde (disposição, energia, peso, alimentação).
- [ ] Viver seu propósito de vida.
- [ ] Aumentar sua intimidade com Deus.

☐ Ter saúde emocional (menos estresse, menos ansiedade, controle de reações).

☐ Expandir sua mentalidade.

☐ Monetizar seu propósito de vida.

Você merece viver todos os itens que assinalou. E ou você já está transbordando aqueles que não assinalou – e aí tudo bem –, ou está acomodado. Tudo que você assinalou está no próximo nível. A pergunta é: o quanto você quer isso?

Quais são as coisas que você deseja tanto ao ponto de fazer com que cada uma delas aconteça?

Eu quero oferecer uma oportunidade para você. A oportunidade de escrever, nas linhas a seguir, pelo menos cinco coisas que você tem clareza de que deseja alcançar no próximo nível.

Atenção! Não seja "escravo do como". Não importa, agora, como as coisas acontecerão. Isso é assunto para depois. Agora importa *o que* você quer de tal modo que não se permitirá mais ficar só no "Ah, mas eu queria..." ou dizendo "Vou *tentar*".

Escreva abaixo cinco desejos que estão no próximo nível da sua vida.

_____

_____

_____

_____

VOCÊ É UM PROJETO DE **DEUS**
CRIADO PARA **DAR CERTO**

CAPÍTULO SEIS

6

TERMINE TUDO QUE COMEÇAR

Salomão, o homem mais sábio de todos os tempos, que "por coincidência" foi também o homem mais rico de todos os tempos, já disse milênios atrás algo que hoje está muito em evidência. Ele disse que terminar algo é melhor do que começar.[19] Ele disse isso antes dos coaches, dos treinadores e de qualquer curso. Porque isso é verdade desde que o mundo é mundo.

A mesma sabedoria de Salomão estava no Mestre dos mestres, quando ensinou: "Qual de vocês, se quiser construir uma torre, primeiro não se assenta e calcula o preço, para ver se tem dinheiro suficiente para completá-la? Pois, se lançar o alicerce e não for capaz de terminá-la, todos os que a virem rirão dele, dizendo: 'Este homem começou a construir e não foi capaz de terminar'".[20]

A lição é simples: termine tudo aquilo que começar.

É por causa das coisas que não termina que você não alcança aquilo que deseja.

Considere duas doceiras. Elas estão fazendo o mesmo bolo. Estão seguindo a mesma receita, usando os

---

[19] Eclesiastes 7:8.
[20] Lucas 14:28-30.

mesmos ingredientes e obedecendo ao mesmo modo de preparo. Elas colocaram juntas as massas no forno. No entanto, uma das doceiras, apesar de ter seguido toda a receita, se cansou de esperar e resolveu tirar o bolo do forno quando ainda faltava mais da metade do período de assamento.

O resultado? Apesar de ter feito tudo certo até então, o bolo dela se tornou impróprio para o consumo porque ela não terminou aquilo que começou. E sabe o que é mais interessante? Ela era formada na profissão. Ela usou marcas excelentes de ingredientes. O forno estava na temperatura certa. Tudo indicava o sucesso do bolo. O único motivo de ter dado errado foi ela não ter concluído.

Toda pessoa que tem sucesso tem uma coisa em comum: vai até o fim e conclui o que se propôs a fazer. E, se não terminar é o motivo para o insucesso, qual é o motivo por trás de não terminar?

Bom, a resposta é uma só, mas ela tem várias formas de ser compreendida.

Se a pergunta é "Por que as pessoas não terminam o que começam?", a resposta é "Por causa do uso contínuo do 'de novo'". Você pode chamar de círculo vicioso. Em vez de ir em direção ao caminho esperado, você entra em uma rota errada que o leva repetidamente a não concluir as coisas.

Esse "de novo" tem vários nomes. A seguir, mostro alguns deles. Minha proposta é que você identifique quais desses "de novo" têm sido parte do seu círculo vicioso que impede você de ser tudo aquilo que nasceu para ser. Identifique os seus e circule-os.

**PROCRASTINAÇÃO | NÃO TERMINAR | MEDO
NÃO CONSEGUIR DIZER "NÃO" | DESCONFIANÇA
AUTOSSABOTAGEM | NÃO COMEÇAR | DÚVIDA
TRISTEZA | ESCASSEZ | PREGUIÇA
PENSAR DEMAIS | VÍCIOS | INFERIORIDADE
ATRASO | INDECISÃO | INVEJA | PESSIMISMO
RANCOR | RAIVA | DEPENDÊNCIA**

Você circulou um, alguns, todos ou, até mesmo, nenhum deles. Agora nós temos um caminho muito importante para trilhar juntos. Esses 21 itens que simbolizam repetição, círculo vicioso, que representam sempre um "de novo" estão impedindo você de avançar para o próximo nível. Então chegou a hora de entender um pouco mais sobre cada um deles. E, mais do que isso, chegou o momento de você se comprometer a abandonar todos eles, um por um.

E aí? Você está disponível? Perceba a pergunta. Porque, talvez, você não esteja preparado. Com certeza não está pronto. O principal, no entanto, é estar disponível. Fazer, não apenas decidir, é o passo necessário para avançar.

PROCRASTINAÇÃO

Se você nunca disse, com certeza pelo menos já ouviu a seguinte frase: "Não deixe para amanhã aquilo que pode fazer hoje". E isso realmente faz sentido. Procrastinação é ainda pior do que deixar para amanhã o que pode ser feito hoje. Procrastinação é deixar para depois – tem gente que adia para amanhã, para o ano seguinte ou para daqui a dez anos – aquilo que **deve** ser feito hoje, aquilo que precisa de atenção já.

O dia da mentira não é 1º de abril. É 31 de dezembro ou 1º de janeiro. Dia de um monte de promessas para o novo ano, porque não foram feitas no ano em que deveriam ter sido cumpridas. Na verdade, esse dia se repete toda vez que, precisando começar um caminho diferente, você diz que esse começo será amanhã, na segunda-feira, no mês que vem... E esse futuro não chega nunca. E, porque não chega, você não cresce. E, se não cresce, não tem como prosperar nem transbordar.

Às vezes, a procrastinação está em coisas leves. Você precisa trocar o óleo do carro e deixa para depois. Mas o prejuízo vem junto – mesmo que você não veja.

A coisa piora porque nosso cérebro é excelente em repetir padrões de comportamento justamente porque "da maneira como você faz uma coisa, você faz todas as outras". Eu estou dizendo que a procrastinação de coisas simples leva você a procrastinar coisas grandes. E as consequências negativas de deixar tudo para depois sempre vêm. No caso de quem procrastina a troca do óleo, a consequência é uma deterioração lenta e gradual de alguma parte do carro.

A situação se agrava quando já não se procrastinam apenas situações do cotidiano.

Tem gente que só está doente porque vive procrastinando o cuidado com a saúde. Tem gente que está vendo a família se desfazer porque está procrastinando o tempo de qualidade que precisa compartilhar com quem ama.

É necessário dar um basta. Então, faço um convite: declare que você não aceita mais uma vida procrastinadora. Escreva abaixo: **Eu não aceito mais uma vida procrastinadora.**

_____

_____

NÃO TERMINAR

Falamos sobre isso. E esse item do círculo vicioso é gravíssimo, podendo ser um dos grandes responsáveis pela falta de resultados espetaculares na sua vida.

Lembra que seu cérebro repete padrões de comportamento? Pois é. Imagine então quão destrutiva pode ser a repetição de um padrão de comportamento que não termina nada do que começa.

Quem começa um projeto de doze meses de emagrecimento, mas não termina, talvez, ao parar pela metade, obtenha um cenário ainda pior do que se nem tivesse começado o projeto.

Quem começa a ler um livro e para antes de a mensagem principal ser entregue, provavelmente sairá da leitura com um ensinamento mal compreendido e é possível que ainda reclame do autor, do livro... de todo mundo, menos de si mesmo, que não chegou até o final.

Não se esqueça daquilo que sabiamente nos foi ensinado por Salomão e que vimos anteriormente: o fim das coisas é melhor do que o seu início.

Pergunte-se quantas coisas você começou e não terminou. Para o que você não teve a persistência necessária para ir até o fim? Quais conquistas incríveis estariam à sua espera se você tivesse ido até o fim?

É necessário dar um basta. E aqui vai outro convite: declare que você não aceita mais uma vida em que faz as coisas, mas não termina. Escreva abaixo: **Eu não aceito mais uma vida em que eu faço as coisas, mas não as termino.**

_____

_____

MEDO

O Criador deixou uma instrução que muda tudo: "no amor não há medo; pelo contrário, o perfeito amor expulsa o medo, porque o medo supõe castigo".[21] Viver com medo é viver menos do que aquilo que o Criador desenhou para a vida de cada um de nós. E é necessário entender que medo é ruim porque, quando descontrolado, leva ao pavor, oposto da precaução – que leva ao cuidado, à cautela, à atenção.

Algumas pessoas dizem que é o medo de ser atropelado que faz você olhar para os dois lados antes de atravessar a rua, mas isso não é verdade. O que faz você não atravessar a rua de maneira desatenta é a precaução, a cautela. O medo não é responsável por atravessar com cuidado; o medo faz você não atravessar a rua. Faz você

---

[21] 1 João 4:18.

ficar preso no mesmo lado – ou, se preferir, faz você ficar preso no mesmo nível.

Já outros, por medo de Deus, vivem presos na religiosidade. E acreditam que isso é obediência. Nada poderia estar mais longe da verdade. Afinal, Deus nunca quis medrosos servindo a Ele por obrigação. Temor é bem diferente de medo. Enquanto o medo aprisiona, o temor faz você ser livre com respeito e postura.

Quais medos têm feito você perder oportunidades? Quais medos têm impedido voos mais altos? Quais resultados você poderia ter hoje se não fosse o medo?

É necessário dar um basta. Declare que você não aceita mais uma vida de medo. Escreva abaixo: **Eu não aceito mais uma vida em que sou escravo do medo.**

_____

_____

NÃO CONSEGUIR DIZER "NÃO"

Houve uma ocasião em que um homem poderia ter se tornado o mais rico e mais poderoso de todo o mundo. Ele teria acesso aos lugares de maior fortuna e de maior influência do planeta. No entanto, se ele tivesse aceitado essa proposta, teria dado um "sim" que devastaria sua vida, levando ele para longe do propósito para o qual nascera.

Ele só conseguiu viver tudo que tinha para viver porque soube dizer "não".

Perceba: nem sempre você será convidado a dizer não para coisas ruins. Às vezes, você precisará dizer não a coisas que são aparentemente boas.

O homem dessa história é Jesus, que foi tentado longamente a ceder aos desejos da carne[22] – mas, porque soube dizer "não", alcançou a vitória.

É claro que você também precisará dizer "não" a situações ruins, mas há aquelas em que você será extremamente tentado a dizer sim por se sentir responsável. Por exemplo, pode ser bastante difícil dizer "não" para um amigo muito amado que precisa muito de determinada quantia emprestada para quitar uma conta. Mas, se você também não puder ajudá-lo, dizer "sim" não é ajudar. É apenas mudar quem está sendo prejudicado.

Quais situações ruins você poderia ter evitado se conseguisse dizer "não" quando necessário?

É necessário dar um basta. Vamos declarar que você não aceita mais uma vida em que não consegue dizer "não". Escreva abaixo: **Eu não aceito mais uma vida em que não consigo dizer "não".**

_____

_____

DESCONFIANÇA

"Eu tenho um pé atrás com todo mundo."

Essa frase pressupõe que as pessoas são más até que se prove o contrário. É bem improvável que você pense

---

[22] Lucas 4.

assim por natureza, sem que algo tenha lhe acontecido. É bem mais provável que essa frase faça sentido para você se em algum momento sua confiança já foi bastante frustrada.

Desconfiar não é bom, principalmente porque fazer isso pressupõe dúvida, suspeita. Em vez de desconfiança, há ações muito mais valiosas, como verificar, analisar e conhecer antes de estabelecer uma relação de confiança – ou de desconfiança.

É que durante nossa vida toda fomos instruídos a desconfiar. Lembra quando você ouvia que não deveria conversar com estranhos? Essa instrução dos pais estava errada? Não. Mas você já sabe que nosso cérebro é especialista em repetir padrões de comportamento... e então crescemos e continuamos assim: desconfiando do novo, desconfiando quando nos oferecem alguma coisa, desconfiando quando temos a possibilidade de novas relações e conexões.

É necessário dar um basta e declarar que você não aceita mais uma vida de desconfianças. Escreva abaixo: **Eu não aceito mais uma vida paralisada pela desconfiança.**

_____

_____

AUTOSSABOTAGEM

Eu já conheci inúmeras pessoas que me disseram mais ou menos isto: "Marcos, quando eu já estava chegando lá, quando eu tinha avançado até onde queria, eu mesmo fui meu inimigo e atrapalhei todo o crescimento que estava preparando...". Quem se autossabota tem em si mesmo um adversário mais perigoso do que qualquer circunstância em que esteja inserido.

Quem se autossabota não precisa que ninguém lhe diga que vai dar errado: ele mesmo fala isso para si; quem se autossabota, se permite estar em contextos e ambientes que apenas atrapalham a jornada.

Quais são os contextos de autossabotagem em que você está inserido e que têm atrapalhado você de ser tudo aquilo que nasceu para ser?

É necessário dar um basta. Venha comigo e vamos declarar que você não aceita mais uma vida em que você mesmo se sabota. Escreva abaixo: **Eu não aceito mais uma vida em que eu me autossaboto.**

_____

_____

NÃO COMEÇAR

Lembra que no item 2 nós falamos sobre os problemas graves de não terminar as coisas que você começa? Começar e não terminar é muito ruim. Como diz o sábio, não terminar as coisas faz quem começou passar vergonha na frente de todos, como quem ergueu uma torre e não conseguiu concluí-la.

E sabe o que muitas pessoas fazem? Com medo de não terminar as coisas, resolvem nem começar. E aí a pessoa pensa mil vezes antes de agir. Perde a proatividade, a iniciativa, e não se permite iniciar projetos que poderiam ser poderosos para a própria vida e para a vida das pessoas que ama.

Quando se tem um propósito, ou mesmo o desejo de avançar e de sair da estagnação, não começar as coisas é um erro grave. E sabe onde você entra nessa história? Na parte de que todo ser humano tem um propósito – inclusive aqueles que não sabem o seu. Porque existe um propósito universal: crescer, prosperar e transbordar.

Quais são as coisas que você já deveria ter começado para verdadeiramente crescer, prosperar e transbordar?

É necessário dar um basta. Faço outro convite: declare que você não aceita mais uma vida em que não começa o que é necessário. Escreva abaixo: **Eu não aceito mais uma vida em que eu não começo as coisas que são necessárias.**

_____

_____

DÚVIDA

A falta de clareza – que você pode chamar aqui de dúvida – tem a capacidade gravíssima de paralisar, manter no círculo vicioso e impedir você de viver tudo aquilo que nasceu para viver. Quem vive cheio de dúvidas não consegue sequer ser livre.

Eu gosto de contar o exemplo de Noé.

Noé não tinha dúvidas do que Deus tinha preparado para ele. E, por isso, Noé era livre e tinha uma missão a cumprir. Se ele vivesse cheio de dúvidas, seria um escravo. Se parece que você nunca avança para o próximo nível ou que há resultados que você só imagina e nunca consegue alcançar, é porque até hoje você viveu cheio de dúvidas.

Quais dúvidas têm impedido seu caminhar confiantemente em direção ao propósito que você tem para cumprir nesta Terra? Quais dúvidas invadem seu coração e bloqueiam você de alcançar o que deseja?

É necessário dar um basta. Declare que você não aceita mais uma vida cheia de dúvidas. Escreva abaixo:
Eu não aceito mais uma vida governada pelas dúvidas.

TRISTEZA

A prática não leva à perfeição, mas à permanência. E, quanto mais você pratica, mais tende a permanecer naquela realidade. O mesmo vale para a tristeza: se você se acostuma a ficar triste, a tristeza se torna um lugar para onde você está acostumado a ir. Ou ainda para a irritação, a mágoa etc.

Tem gente que é viciada em ficar triste: está preparada, a todo momento, para entender que ficar triste faz parte, que é normal acontecer todos os dias. É muito possível que você esteja tão acostumado a ficar triste diante de situações que isso já seja natural na sua vida.

VOCÊ É UM PROJETO DE DEUS CRIADO PARA DAR CERTO

A LIÇÃO É SIMPLES: TERMINE TUDO AQUILO QUE COMEÇAR. É POR CAUSA DAS COISAS QUE NÃO TERMINA QUE VOCÊ NÃO ALCANÇA AQUILO QUE DESEJA.

Marcos Fiel

É necessário dar um basta. Convido você a declarar que não aceita mais uma vida de tristeza. Escreva abaixo: **Eu não aceito mais uma vida regida pela tristeza.**

_____

_____

ESCASSEZ

Sabe aquele churrasco de família no fim de semana? Cada um leva uma coisa – um tio traz a carne, o primo faz o arroz, algum cunhado chega com a farofa. A mesa fica cheia.

Antes de a família começar a comer, alguém olha a mesa cheia, vê que tem muita comida, mas a primeira coisa que diz é:

"Ué... cadê a maionese? Ninguém trouxe maionese?".

Sabe qual é o nome disso? Escassez.

A mente escassa observa tudo que está disponível, mas só dá atenção ao que está faltando.

Escassez é ver a mesa cheia, ver várias opções, e só dar atenção para aquilo que não está lá. É não considerar tudo de bom que existe – e focar a falta.

Escassez é enxergar falta mesmo em meio a abundância.

É necessário dar um basta. Venha comigo e vamos declarar que você não aceita mais uma vida de escassez. Escreva a seguir: **Eu não aceito mais ter uma mentalidade escassa.**

PREGUIÇA

Relaxar é baixar a guarda. Relaxar é diminuir a atenção. Relaxar é desativar por algum tempo o modo vigilante e se concentrar no repouso. Quando você relaxa conscientemente, é porque calculou as variáveis, observou as circunstâncias e sabe que pode relaxar.

Sempre que você "relaxa" quando deveria estar agindo, não é relaxamento. É preguiça. É perceber que algo deveria ser feito, mas não fazer nada. Há um bloqueio que deveria ser retirado de seu caminho para seus objetivos, mas, em vez disso, a preguiça está impedindo você de fazer o que deveria ser feito para alcançar resultados.

Há quem acredite que não é preguiça. Há quem diga que está esperando Deus fazer alguma coisa. Mas é necessário lembrar que Lázaro só ressuscitou porque primeiro existiram pessoas fazendo sua parte, sob as instruções do Mestre. Se ali houvesse preguiça, talvez o milagre nunca se tornasse real.

É necessário dar um basta. Faço um novo convite: declare que você não aceita mais uma vida preguiçosa. Escreva abaixo: **Eu não aceito mais uma vida preguiçosa.**

PENSAR DEMAIS

Pensar é verbo, e verbo é ação. Mas, para alcançar resultado, é preciso realmente de uma ação completa, e o pensamento é apenas uma ação interna. Ou seja, a ação externa também é fundamental, mas está em falta quando só se pensa. Tem gente que pensa tanto, mas tanto, que fica só nisso e nunca vai para a prática.

O sábio Salomão instrui que não há limites para a produção de livros, e estudar demais deixa o corpo exausto.[23] Tem gente que pensa tanto que parece estar cursando uma faculdade na própria mente – mas, se não for para o estágio, para a prática, vai ser só aluno para sempre.

Quais oportunidades você deixou passar porque estava pensando demais? Em quais situações você sabe que, porque pensou demais, não conseguiu ir até onde estava seu objetivo?

É necessário dar um basta. Convido você a declarar que não aceita mais uma vida em que pensa demais. Escreva abaixo: **Eu não aceito mais uma vida em que penso demais.**

_____

_____

VÍCIOS

É vicioso o círculo que impede você de enxergar oportunidades de avançar para o próximo nível. E, nesse

---

23 Eclesiastes 12:12.

círculo vicioso, comportamentos viciados têm também o poder de prender você em níveis que afastam muito o propósito para o qual você nasceu: crescer, prosperar e transbordar.

O comportamento vicioso pode ser com vícios físicos, comportamentais, emocionais e até espirituais. São padrões de ação que já se repetiram tanto que se tornaram vícios que comandam sua forma de viver.

Sobre quais vícios você não tem controle? Quais vícios dominam sua vida? Quais comportamentos viciosos não o deixam ser verdadeiramente livre?

É necessário dar um basta. Vamos declarar que você não aceita mais uma vida de vícios. Escreva abaixo: **Eu não aceito mais uma vida cheia de comportamentos viciados.**

INFERIORIDADE

Você já conversou com alguém que tem complexo de inferioridade? Que sempre acha que é menor do que os outros, menos importante que todo mundo, menos amado que os amigos? Que acredita sempre ser inferior a tudo e a todos?

Talvez essa pessoa seja justamente você.

Talvez você se olhe no espelho e não goste do que vê. É possível que você observe seu interior e não ame aquilo que enxerga. Quem sabe os pensamentos de inferioridade estejam ferindo e mascarando sua realidade e vida.

Em quais situações a inferioridade já atacou você? Em quais momentos se sentir inferior já foi uma realidade na sua vida, dentro de um círculo vicioso?

É necessário dar um basta. Convido você a declarar que não aceita mais uma vida de inferioridade. Escreva abaixo: **Eu não aceito mais uma vida de inferioridade.**

_____

_____

ATRASO

O relógio geralmente não atrasa. É a gente que fica atrasado e que perde oportunidades porque não respeitou o tempo do que poderia ter sido conquistado para evoluir. Na maioria das vezes, o atraso acontece porque o tempo das coisas, quando elas deveriam ter sido executadas, não foi respeitado.

A vida não é paciente com atrasos.

O que está atrasado na sua vida? O que por muito tempo você deixou para depois e, "do nada", percebeu que estava atrasando totalmente seus resultados? O que já era para estar em alto nível, mas está atrasado?

É necessário dar um basta. E aqui vai outro convite: declare que você não aceita mais uma vida cheia de atrasos. Escreva abaixo: **Eu não aceito mais uma vida em que sou sempre um atrasado.**

_____

INDECISÃO

Absolutamente nada de muito bom, muito transformador, acontece antes de uma decisão. A decisão muda o jogo.

Moisés decidiu caminhar os passos em direção a ser usado por Deus como o libertador de Israel.

Noé decidiu se dedicar à construção da arca – mesmo diante de todas as dificuldades que o processo traria.

Seus pais, ou quem cumpriu esse papel em sua vida, decidiram cuidar de você, educar você, se dedicaram a ensinar você. E essa decisão deles permitiu que você chegasse até aqui.

Para construir seus resultados verdadeiramente e viver tudo aquilo que nasceu para viver, é necessário que haja decisão. É indispensável que você se posicione porque são as suas decisões que vão colocar você no caminho para o próximo nível.

É necessário dar um basta. Convido você a declarar que não aceita mais uma vida de indecisão. Escreva abaixo: **Eu não aceito mais uma vida de indecisão.**

_____

_____

INVEJA

De todos os itens desta lista de diagnósticos, em geral a inveja é justamente a que as pessoas menos assumem ter, não é mesmo? É só você perceber que não é difícil alguém admitir ser procrastinador, pavio curto... mas invejoso é quase uma missão impossível.

Eu era muito invejoso. Muito mesmo. Vou explicar como, hoje, percebo que eu era assim.

Você já teve a experiência de dirigir um carro velho? Eu já. Você está a 80 km/h e parece que está a 150. Balança tudo. Faz barulho. Parece que você está voando, mas não está.

De repente, atrás de você, na rodovia, na pista da esquerda, surge um carro com cara de mau. Ele dá um sinal de luz pedindo que você acelere ou dê passagem. Ele, sim, está rápido.

Sabe o que eu fazia? Eu saía, ia para a pista da direita e dizia para mim mesmo: *Vai, seu trouxa*. Eu ficava irritado e, no fundo, era por inveja. Com o tempo, entendi que o motorista do carro com cara de mau não estava nem aí para mim. Nem preocupado. Porque só o lado que tem inveja é que fica prestando atenção demais no outro.

Quando entendi de verdade que a inveja me atrapalhava, eu abandonei essa característica.

É necessário dar um basta. Quero ver você declarar que não aceita mais uma vida de inveja. Escreva abaixo:
Eu não aceito mais uma vida com inveja.

_____

_____

PESSIMISMO

A frase número 1 de todo pessimista é: "Eu não sou pessimista. Eu só sou realista!". O pessimista, pensando estar dando atenção àquilo que é real, está sempre focado no que pode dar errado, na pior circunstância possível, no que ele pode viver de ruim.

Andar com gente pessimista é terrível. Você fala para a pessoa sobre um projeto ou negócio, e a primeira coisa que a pessoa faz é falar sobre os riscos, os perigos ou os cuidados sem os quais tudo pode dar errado. Aliás, se depender do pessimista, ninguém faz nada, porque é mais seguro manter-se inerte. E o pessimismo é altamente contagioso: quando você percebe, já está repetindo frases e comportamentos.

É necessário dar um basta. Vamos declarar que você não aceita mais uma vida de pessimismo. Escreva abaixo: **Eu não aceito mais uma vida de pessimismo.**

RANCOR

Eu já vi muitas e muitas vezes pessoas dizerem que não sentem rancor de quem causou algum sofrimento. Mas eu já vi essas mesmas pessoas dizerem frases do tipo: "Eu não tenho rancor, mas não quero tocar nesse assunto. Na verdade, eu não gosto nem de falar sobre essa pessoa".

Quando existem marcas que você quer evitar é porque ainda existe rancor. Você pode não querer mais uma vida com esse sentimento, mas se há desejo de evitar o assunto é porque o rancor ainda precisa ser entendido e curado.

VOCÊ É UM PROJETO DE DEUS CRIADO PARA DAR CERTO

PARA CONSTRUIR SEUS RESULTADOS VERDADEIRAMENTE E VIVER TUDO AQUILO QUE NASCEU PARA VIVER, É NECESSÁRIO QUE HAJA DECISÃO.

Marcos Fiel

É necessário dar um basta. Faço um convite: declare que você não aceita mais uma vida de rancor. Escreva abaixo: **Eu não aceito mais uma vida cheia de rancor.**

RAIVA

Você já sentiu raiva? Você sentiu raiva de alguém ou de algo hoje? Se sim, até onde esse sentimento tem poder sobre suas emoções? A raiva é um sentimento totalmente disfuncional. A raiva só acontece quando não há verdadeira inteligência emocional.

Se você minimamente sente raiva nos seus dias, esse é um indício de que você tem saído do eixo que o mantém no controle de suas emoções.

As perguntas que você precisa se fazer são: com que frequência sinto raiva? Quando sinto, qual é a intensidade dela? Quanto tempo leva para que eu pare de sentir raiva?

É necessário dar um basta. Vamos continuar e declarar que você não aceita mais uma vida de raiva. Escreva abaixo: **Eu não aceito mais uma vida movida por raiva.**

DEPENDÊNCIA

No nível em que você está, a dependência é um sinal claro e evidente de bloqueios emocionais justamente porque a dependência aqui não é financeira ou profissional, mas emocional. Eu estou falando de uma dependência que tem característica interna. Você não precisa se sentir dependente de outra pessoa, mas mesmo assim se sente.

As camadas bloqueadoras em nossas vidas – das quais falaremos mais à frente – nos fazem sentir dependentes de outras pessoas e realidades.

É necessário dar um basta. Está aqui o último convite: declare que você não aceita mais uma vida de dependência. Escreva abaixo: **Eu não aceito mais uma vida de dependência emocional.**

_____

_____

Você percebe quanto conhecimento sobre si mesmo está mais claro agora? É a partir desse autoconhecimento que você está se preparando para tomar uma decisão definitiva: a de não viver por condições, e sim decidir ser tudo aquilo que você nasceu para ser.

De todos os sintomas elencados anteriormente, quantos você identificou na sua vida? Bom, não sei qual é a sua realidade, mas, no seu lugar, eu teria circulado todos. Porque naturalmente todos somos bloqueados em algum nível – por isso não avançamos para patamares ainda melhores.

Se, por acaso, você não identificou nenhum ou identificou poucos itens, tome cuidado. Talvez você esteja em um ponto cego em que todos estão vendo o que você precisa melhorar, menos você. Ou, quem sabe, você esteja negando o que sabe que precisa evoluir. No entanto, também pode significar que você está em um nível de desbloqueio tal que esta vida não é mais para você, e quem sabe Deus e Miguel estejam conversando, pensando que você já está bom demais para viver nesta Terra...

QUEM É BOM EM DAR JUSTIFICATIVAS NÃO É BOM EM MAIS NADA

Talvez você conheça alguém que é muito, mas muito bom em dar justificativas, o famoso "dar uma desculpa".

A pessoa perdeu o ônibus porque estava mexendo no celular em casa – mas a culpa é dessa empresa de ônibus desorganizada; a pessoa não entregou o relatório no prazo e por isso perdeu a promoção na empresa – mas a culpa é daquele chefe que não entende suas circunstâncias ou do notebook que travou.

Posso falar uma coisa? Quanto mais você dá desculpas, melhor fica em dar desculpas para tudo e para todos.

É que, como você já aprendeu, a prática não leva à perfeição; a prática leva à permanência. Quanto mais você fizer, mais fará de novo. Lembre-se: se você se acostuma a ficar triste com tudo, rapidamente criará no seu cérebro uma tendência à tristeza. E isso acontece justamente porque a prática leva à permanência. E com a lógica de se justificar funciona igualzinho. Você pratica muito, fica muito bom nisso, e esse se torna seu padrão de comportamento. E, então, uma vez que você ficou muito bom em se justificar, para tudo você tem uma justificativa. Nunca é sua responsabilidade, sempre é você passando para o outro o peso da culpa.

Eu estou dizendo que você pode ter uma cartilha de justificativas para, na teoria, sempre se afastar da responsabilidade. E, se você tiver essa cartilha, vai usá-la sempre. Vai se tornar bom nisso. E vai desaprender a ser dono de suas próprias decisões.

O que você escolhe: uma cartilha de justificativas ou uma cartilha de resultados?

A cartilha de resultados, de conquistas, de vitórias, só é alcançada se um dia você decidir não ser mais o que dá justificativas, ou o que apenas tenta, mas se tornar a pessoa que faz.

A VIDA É UM FUNIL

Princípios não falham. O princípio da semeadura, por exemplo: quem planta colhe; quem planta pouco colhe pouco; quem planta muito colhe muito; quem não planta não colhe. É sempre assim.

A lógica de que a vida é um funil é uma dessas que também não tem falha. Tudo na vida tem etapas e, nessas etapas, a quantidade de pessoas vai diminuindo – em outras palavras, vai se afunilando. Inclusive, não são todos que começaram a ler este livro que chegaram até aqui, justamente porque a vida é um funil.

Bilhões de pessoas dão uma caminhada de vez em quando; milhões caminham toda semana; centenas de milhares fazem disso uma corrida frequente; milhares alcançam resultados como velocidade melhorada e constância mantida; centenas tornam-se recordistas; dezenas tornam-se mundialmente reconhecidos; pouquíssimos marcam a história do atletismo. Porque a vida é um funil. E tudo bem você não ir até o fundo do funil em áreas que não tenha interesse, como ser um atleta profissional, por exemplo.

Mas, quando o assunto é relevância, todo ser humano merece e precisa se sentir assim, já que todos temos o propósito natural de crescer, prosperar e transbordar – ou seja, ir até o fundo do funil, porque a vida não se trata de conquistar, mas de evoluir.

Para que tudo isso aconteça, é necessário remover todos os bloqueios que impedem você de seguir em frente. Vamos ver um exemplo.

Considere uma nova turma de Direito na universidade. Geralmente, as turmas, no primeiro semestre e nas primeiras aulas, ficam cheias de gente. Há turmas que chegam a ter cem alunos. Isso acontece porque a vida é um funil, e no topo dele sempre tem muitas pessoas. Muita gente começa, mas pouca gente vai até o final. A quantidade de pessoas que começa uma faculdade, querendo a formatura, é grande. Mas não são todos que fazem o caminho até o final.

Já no segundo semestre, o número de alunos reduz. Muitos não voltam nem das férias de julho. Quando chega no meio do curso, na maioria das vezes, sobram menos de setenta alunos.

Quando falamos de ir até o fim do curso e concluí-lo, chegando até a formatura, é comum que o número de alunos seja muito menor do que o que começou. Só que, depois da formatura, ainda não acabou! Principalmente na profissão do Direito, nosso exemplo. Para advogar é necessário ter registro na Ordem dos Advogados do Brasil (OAB) e, para isso, é preciso ser aprovado na famosa e temida prova da OAB. E aí tudo se afunila ainda mais... e sobram menos pessoas ainda.

Porque a vida é um funil, tem muita gente no topo, e pouquíssima gente que vai até os níveis mais profundos.

Como se não fosse suficiente passar no vestibular, começar a faculdade, continuar, se formar, passar na prova da OAB, ainda são menos ainda aqueles que realmente terão feito todo o percurso e alcançado verdadeira relevância na profissão.

Porque, de novo, a vida é um funil. E você precisa aprender a usar isso ao seu favor.

No capítulo 4, começamos pelo basta. O primeiro passo. No capítulo 5, você viu o segundo passo: não há como verdadeiramente acordar a sua mente, ser um projeto que dá certo, sem permissão, energia e movimento.

Aqui, no capítulo 6, vimos que é necessário sair do círculo vicioso que nos mantém parados e terminarmos tudo o que começamos.

Agora, no capítulo 7, faremos o quarto passo, fazendo um diagnóstico, etapa fundamental para você realmente ir para o próximo nível da sua vida.

VOCÊ É UM PROJETO DE **DEUS**
CRIADO PARA **DAR CERTO**

CAPÍTULO SETE
7

O DIAGNÓSTICO

O simples fato de você ter chegado até aqui na leitura já mostra que você não está conformado com a situação atual da sua vida. Pode – e deve – ser grato por tudo aquilo que já alcançou e pelas realidades que já vive, mas não pode se satisfazer e acreditar que não é possível receber ainda mais.

A verdade é que todos nós vivemos em uma escada interminável. Infinita. E a realização do ser humano, portanto, não reside em chegar ao fim da escada. Aliás, quando você chegar ao "fim da escada", terá chegado também ao fim do propósito. E acredite: se você está vivo, é porque existe propósito.

Em vez disso, somos felizes durante a subida. É por isso que digo, sem medo, que não fomos feitos para conquistar, como ouvimos muito. Porque, depois da conquista, é natural que você se acostume com o que conquistou e queira uma próxima vitória. Em vez disso, fomos feitos para evoluir.

Há um propósito para cada degrau. E, para o próximo degrau da sua escada, há um propósito também. E nós falaremos disso mais adiante.

Para que tudo isso faça real sentido para você, é necessário entender o que são bloqueios. Afinal, são eles que mantêm você em um mesmo degrau. Se agora sua pergunta é "Marcos, o que é um bloqueio?", chegou a hora de eu apresentar uma resposta.

O QUE SÃO BLOQUEIOS

Imagine que você está lavando louça. De repente, percebe a pia enchendo e entende que a água não está descendo pelo cano. Algo aconteceu. O cano pelo qual a água não está descendo está entupido. Sabe o que isso significa? Significa que alguma coisa está bloqueando o fluxo de água da pia.

Existe um fluxo em nossa vida que é o da prosperidade, do sucesso, do resultado positivo. Se esse fluxo está bloqueado, por mais que você faça força, o resultado não vem. Porque não se trata da quantidade de água que cai na pia. Não é sobre ter muita ou pouca água. É sobre o bloqueio que impede o fluxo natural.

O bloqueio emocional é uma programação mental que foi instalada no seu subconsciente que está impedindo os resultados que você deseja, merece, que se esforça para alcançar, mas não consegue.

Sabendo o que são bloqueios emocionais, é necessário saber de onde eles vieram e como fazem parte da sua programação mental e, consequentemente, da sua vida.

A ORIGEM

Bloqueios não acontecem do nada. Existe uma explicação. E eu tenho certeza de que essa informação pode mudar profundamente a forma como você conduz sua vida. Por isso, é necessário começar pelo começo.

Todo bloqueio surge daquilo que chamamos de eventos. Eventos podem ser qualquer situação em sua vida que tenha acontecido repetidamente ou tenha acontecido em algum momento com uma profunda marca emocional em você.

Vamos resgatar um exemplo que dei no capítulo 2: lembra-se do Joãozinho que bagunçou toda a cozinha quando foi se servir no almoço?

Joãozinho, que estava dando seu melhor para agir e conseguir cumprir a tarefa que a mãe deixara para ele com ousadia – por mais simples que parecesse –, levou uma bronca quando sua tentativa resultou em uma bagunça. Isso foi o que o General do Joãozinho aprendeu: dá errado se arriscar. Faz sujeira. Atrapalha quem você ama. E você vai acabar levando bronca por isso.

O evento gerou um significado. E esse significado vai construir um bloqueio emocional na vida do Joãozinho, que agora é o João e tem caminhos bloqueados.

Eventos geram significados, e significados criam bloqueios que impedem você de avançar para seu próximo nível.

Os bloqueios instalados no Joãozinho promoverão nele crenças que guiarão a forma como ele enxerga o mundo. E essas crenças, por sua vez, ocasionarão os resultados que ele alcançará ao longo da vida.

Assim como aconteceu nesse exemplo, outros eventos de profundas marcas emocionais acontecem na vida de todos, constante e repetidamente – eventos que aparentemente não deixam marcas, mas que, por se repetirem muitas vezes, geram bloqueios.

É o que acontece quando você cresce ouvindo que dinheiro só traz problema, que é sujo, que é ruim. Ou quando você cresce ouvindo que não deve confiar em ninguém, que só sua mãe é sua amiga. Esses eventos geram significados para você sobre dinheiro, sobre relacionamentos, significados estes que encaminham você, naturalmente, rumo a bloqueios emocionais.

Vamos recapitular rapidamente: eventos geram significados. Esses significados formam bloqueios emocionais. Esses bloqueios definem suas crenças. E suas crenças promovem seus resultados.

Esses eventos que desencadeiam os bloqueios emocionais acontecem ao longo da vida. O percurso nunca acaba, assim como a evolução vivendo seu propósito. No entanto, há uma época da vida em que a formação desses bloqueios é mais intensa – e perigosa.

A FONTE: TRÊS VOZES

Agora você já entendeu que seus bloqueios emocionais têm uma origem: eventos. Alguns eventos são de profunda marca emocional; outros acontecem por conta da repetição. A origem está clara.

Mas, para que consiga diagnosticar definitivamente o que está impedindo você de viver tudo o que nasceu para viver, é necessário entender mais do que a origem dos bloqueios. É preciso compreender qual é a fonte da qual partem os eventos responsáveis por criá-los.

É importante assimilar que essa fonte dos eventos que bloqueiam você emocionalmente flui desde seu nascimento até o fim de sua vida, mas que possuem uma maior intensidade até seus 7 anos. O problema é que, depois da sua primeira infância, o caminho dos bloqueios continua acessando seu cérebro e programando sua mentalidade.

Todo comportamento tem uma intenção positiva. No entanto, mesmo com ideias positivas, eventos bloqueadores fizeram parte de sua infância.

Há três vozes que falam com o poder de gerar profundas marcas, sobretudo durante sua infância. E é a partir do que elas dizem que é formada sua programação mental. E mais importante ainda: depois da infância, é só o que estiver nessa programação que o General permitirá que passe – dificultando muito que você tenha acesso ao novo, gerando bloqueios.

PRIMEIRA VOZ: PAIS

A primeira voz que tem influência, e é fonte de eventos que geram bloqueios, é a voz dos pais. Reforço: **todo comportamento tem uma intenção positiva; ainda assim, podem ser ações que bloquearam você.**

Você pode rapidamente me perguntar: "Marcos, mas os meus pais? Eles me amam!". E é claro que amam. É por isso que eu fiz questão de reforçar acima, antes mesmo de dizer isso, que todo comportamento, no fundo, tem uma intenção positiva. Isso significa que seus pais foram fonte de bloqueios sobre a sua vida mesmo com as melhores intenções.

Eu mesmo, por exemplo, disse por muito tempo para minha filha que ela era muito inteligente, que eu me orgulhava dela e que ela era a filha perfeita. Um dia, quando teve a oportunidade de iniciar uma carreira comigo, em uma das minhas empresas, ela chorou compulsivamente. Não entendendo o motivo do choro, pedi que ela me explicasse. Ela disse: "Pai, tenho medo de decepcionar você. Não vou conseguir. Você me acha perfeita. Acha que nunca vou errar". Minha intenção era boa, mas eu estava bloqueando minha filha para o novo.

Você também tem potencial para ser fonte de eventos bloqueadores sobre a vida de outras pessoas. Por isso saber tudo isso é tão importante. E diagnosticar o que está bloqueando você é mais importante ainda.

Vamos ver exemplos para deixar ainda mais claro o que estou dizendo.

Falamos de quando nossos pais nos diziam "Não fale com estranhos!". Você consegue imaginar que sua mãe ou seu pai faziam isso por mal? Com certeza não. Você sabe que o objetivo de dizer isso era a sua proteção, a sua segurança. Entretanto, ao ensinarem isso, sorrateiramente sua programação mental estava registrando que o novo era perigoso, que o desconhecido era arriscado.

Lembra na festa de aniversário quando lhe perguntavam, depois de cantar "Parabéns", para quem você daria o primeiro pedaço de bolo? Ali você aprendeu sobre gentileza, mas foi bloqueado sobre merecimento, e seu General entendeu que primeiro é o outro e, depois, você. Por isso algumas pessoas não sabem dizer "não";

outras pagam todo mundo e ficam sem dinheiro; algumas, pior ainda, vivem para agradar todo mundo.

Eu conheço uma pessoa que ouvia do pai dela mais ou menos assim: "Filha, estude! Estude! Estude porque, enquanto você estiver estudando, vai me dar orgulho e muita alegria". Sabe o que aconteceu com ela? Ela fez faculdade, mestrado, doutorado, mais de cinquenta certificações, mas não conseguia cuidar de si mesma, nem ter resultados, porque foi programado na mente dela que a forma de alegrar – e honrar – o pai não era tendo sucesso ou alegria. Era estudando.

A fala do pai dela foi com ótima intenção. Ajudou a motivá-la a aprender muitas coisas. Mas, mesmo com intenção positiva, gerou um significado que formou um bloqueio. E isso atrapalhou muito a vida dela.

SEGUNDA VOZ: PROFESSORES

Os pais são as primeiras pessoas de grande autoridade sobre nós. É uma autoridade natural.

Depois dos pais, são os professores as próximas autoridades às quais somos conduzidos.

Assim como os pais são autoridades no ambiente doméstico, os professores são autoridades no ambiente social. Assim como entendemos que a voz dos pais dita quem somos e dita verdades sobre nós, o mesmo se aplica aos professores.

Eu me lembro de quando usava um aparelho nos dentes, era daqueles externos, que diziam ser como um "freio de burro". E me lembro também que meus amigos me chamavam de burro. Mas, calma, podia ter sido pior. E foi.

Nessa mesma época, fiz uma pergunta que a professora julgou não ser inteligente. Ela se aproximou de mim, fez uma cara de rejeição à minha pergunta e disse:

"Meu Deus, mas você é burro mesmo, né?".

Naquele dia, uma autoridade, uma voz de força sobre mim, falou algo que foi um evento, me marcou e programou minha mente. E por muito tempo essa situação guiou meus pensamentos e me deixou bloqueado. Sabe o que isso significa? Que em tudo o que eu fazia, pensava não ser bom o bastante, não ser suficiente, não merecer; afinal de contas, eu era burro.

Professores têm força para que suas falas sejam eventos que geram bloqueios.

TERCEIRA VOZ: PAÍS

Se você leu de forma desatenta, pode estar pensando que eu repeti o primeiro item. Mas não. Esse tem um acento. Porque a terceira voz que origina os bloqueios na sua vida é a voz do país.

A voz do país é a voz da sociedade. É a voz que ouvimos da cultura em que estamos inseridos e que nos diz quem somos. É a voz de pessoas – que não definem, de fato, a nossa essência – colocando rótulos em nós. Essa voz vem nas notícias que ditam o curso do mundo e funcionam como eventos que colocam você no círculo vicioso de uma vida em que você precisa se esforçar muito, em uma vida em que as pessoas são más até que se prove o contrário, em que tudo "é muito difícil".

É a voz do país que ensinou a você o sonho da casa própria. E que valoriza tanto a estabilidade e os "benefícios".

As vozes dos seus pais, dos seus professores e do seu país são as primeiras, e mais fortes, que atuam sobre você. São vozes que mesmo com intenção positiva geram bloqueios que caminham ao seu lado por muito tempo – e que atrapalham seu avanço para o próximo nível de sua vida.

Essas três vozes foram os professores do General. Ele protege você com base no que aprendeu com essas três vozes.

Mas existem outras vozes a serem ouvidas.

O DIAGNÓSTICO

Pessoas emocionalmente bloqueadas são aquelas que ouvem as três primeiras vozes – as dos pais, dos professores e do país – e permitem que elas determinem o que a própria voz diz. E porque ouviu a seu respeito coisas que não são verdadeiras, falas bloqueadoras, você passa a acreditar que é menos do que realmente é, que merece menos do que realmente merece, que tem menos direitos do que aquilo que realmente tem.

Mas posso fazer um lembrete? Você é um projeto. E, mais do que um projeto, você é um projeto de Deus. Se as pessoas já querem que os projetos deem certo, imagine quando o projeto é criado pelo Criador.

VOCÊ É UM PROJETO DE **DEUS** CRIADO PARA **DAR CERTO**

TODO COMPORTAMENTO TEM UMA INTENÇÃO POSITIVA. NO ENTANTO, MESMO COM IDEIAS POSITIVAS, EVENTOS BLOQUEADORES FIZERAM PARTE DE SUA INFÂNCIA.

Marcos Fiel

Como você é um projeto de Deus criado para dar certo, você não pode aceitar menos do que uma vida que cresce, prospera e transborda. Você é um projeto de Deus criado para dar certo, então não pode se conformar com os bloqueios que estão impedindo você de viver tudo aquilo que nasceu para viver.

Agora que você entendeu qual é a origem dos bloqueios na sua vida, de que fonte eles atuam sobre você e por que você quer desbloquear, chegou a hora de avançar um passo.

Não há como você remover os bloqueios sem identificá-los. Prepare-se. Chegou a hora do diagnóstico definitivo.

O diagnóstico tem poder e valor inestimáveis: com ele você descobre exatamente qual é o caminho da cura. Ou seja, quem tem acesso a ele ainda não encontrou a cura, mas já descobriu o caminho até ela. E esse conhecimento muda tudo, porque agora a cura já está disponível e você tem como acessá-la.

Há quatro caminhos bloqueados, e vamos diagnosticar seus bloqueios em cada um deles.

BLOQUEIO DE AUTOIMAGEM

Você tem uma percepção acerca de si mesmo, uma autoimagem, a maneira como você se vê e enxerga sua essência e sua identidade diante da vida.

Essa autoimagem foi bloqueada ao longo de tudo que você já viu, ouviu e sentiu desde a infância.

O bloqueio de autoimagem está diretamente ligado a duas realidades que você deseja e merece: prosperidade e sucesso. Se o nível de prosperidade e de sucesso que você tem hoje é incompatível com sua dedicação e com seu merecimento, há uma grande responsabilidade do bloqueio de autoimagem. Esse bloqueio, inclusive, está ligado a uma relação íntima e profunda chamada "pai". Seu pai biológico.

Você pode dizer: "Marcos, mas eu tenho uma relação boa com meu pai". No entanto, eu não estou falando de hoje. Estou falando lá de trás, desde a infância, quando tudo foi registrado e programado em sua mente.

Você, atrapalhado pelo bloqueio de autoimagem, pode se esforçar muito, pode estudar, pode se dedicar. No entanto, a força do bloqueio é interna, atua dentro de você – e neutraliza todas as ações dedicadas que você realiza no mundo externo.

Há outros sintomas? Há. Timidez, dificuldade em receber elogios, em se sentir merecedor. Medo de se expor e de falar em público.

Contudo, todos esses sintomas podem aparecer ou não. O carimbo que diagnostica verdadeiramente seu bloqueio de autoimagem é um: há um nível de sucesso e prosperidade que você poderia estar acessando – e não está. Há um nível de vitórias que você poderia estar vivendo – e não está.

Decidir remover o bloqueio de autoimagem é decidir ativar definitivamente sua real identidade, clarificar sua primeira essência e passar a ter uma nova e mais forte voz internamente definindo quem você é: um projeto de Deus que foi criado para dar certo.

BLOQUEIO DE ESCASSEZ

A palavra do bloqueio de escassez é falta. O bloqueado em escassez enxerga a falta mesmo quando existe abundância.

Posso falar uma coisa? O bloqueio de escassez não é sobre dinheiro. É possível ser bloqueado em escassez mesmo sendo milionário.

Certa vez, treinei um empresário muito bem-sucedido, muito rico. Antes de tudo, ele me disse: "Olha, Marcos, eu entendi que preciso desbloquear minha autoimagem, meus relacionamentos, meu aprendizado... mas escassez não. Com todo o sucesso que tenho, escassez não é algo que me aflige".

Mesmo assim, ele decidiu ir adiante para ser verdadeira e completamente desbloqueado no nível em que se encontrava.

Depois que eu o confrontei, ele me disse: "Marcos, eu percebi que, mesmo com todo o dinheiro que tinha, eu era muito escasso". Porque ser escasso não tem a ver com riqueza material.

Imagine-se uma pessoa muito bem-sucedida. Empresa, carros, casas, viagens e uma vida extremamente confortável para toda sua família. É possível uma pessoa assim ter bloqueio de escassez? E a resposta é muito simples: sim.

Se essa pessoa não entende que pode prosperar mais para transbordar mais na vida de outras pessoas, ali está o bloqueio de escassez.

Se essa pessoa não percebe que dinheiro é munição e que foi chamada para "obras maiores", ali está o bloqueio de escassez.

O bloqueio de escassez impede o transbordo. O bloqueio de escassez faz o ser humano se conformar com a abundância – e por isso não se dirigir a uma vida poderosamente transbordante. Da mesma forma, há também pessoas que por conta do bloqueio de escassez toleram a pobreza como algo inevitável e não vivem nada do que Deus deseja para elas.

É claro que há muitos outros sintomas. Gislaine, minha esposa, certa vez estava comigo no supermercado escolhendo qual leite condensado levar. Ela olhava detalhadamente várias marcas e embalagens. Eu observava para aprender a comprar se em algum momento ela me pedisse.

Depois de alguns minutos, ela escolheu uma marca. Eu fiquei muito curioso e perguntei qual havia sido o critério para a escolha. Ela, com toda tranquilidade do mundo, me respondeu: "Este é 30 centavos mais barato".

Eu fiquei indignado. Primeiro, por ela estar escolhendo pelo preço (e não pelo sabor), e depois por ser por conta de 30 centavos! Aí talvez você pense: "Marcos, mas de 30 em 30...". E eu entendo. Mas preciso dizer que isso é o bloqueio falando forte através de você.

No seu nível, há um bloqueio de escassez que precisa ser urgentemente removido para que possa viver a abundância de vida que foi preparada para você – principalmente para exponencializar seu transbordo sobre as pessoas.

BLOQUEIO DE RELACIONAMENTO

Enquanto o bloqueio de autoimagem está totalmente conectado com o pai, o bloqueio de relacionamento está diretamente conectado com a mãe.

A mãe é a primeira e mais forte conexão do ser humano. É da mãe que vêm os primeiros toques, contatos e os primeiros níveis de relacionamento.

A mesma lógica que existe sobre o pai, existe sobre a mãe: não tem a ver com o relacionamento que vocês mantêm agora, mas sim sobre o que aconteceu principalmente na primeira infância.

Entenda uma coisa: o principal problema que o bloqueio de relacionamento causa na sua vida é algo chamado alavancagem. Para você verdadeiramente alavancar sua vida, seu propósito e seus resultados, você precisa do outro. Afinal, a vida é como um quebra-cabeça – e a peça que você precisa está com o outro.

Se seus relacionamentos estão bloqueados, não é meramente seu conjugal que será prejudicado, mas todas as suas relações: de amizade, de networking, com lideranças e todo tipo de contato que você faz ou deveria fazer para alavancar seus resultados.

Por muito tempo, tive bloqueio de relacionamento forte em minha vida e, por isso, não conseguia me conectar com pessoas necessárias para meu crescimento. Uma pessoa bloqueada nos relacionamentos perde oportunidades, deixa para depois e atrasa conexões que poderiam colocá-la em um próximo nível.

Responda para si mesmo: quão longe você poderia estar se seus relacionamentos estivessem plenamente desbloqueados?

BLOQUEIO DE APRENDIZADO

O bloqueio de aprendizado impede na sua vida algo que é precioso: o crescimento.

Você foi criado para crescer, prosperar e transbordar. Se você não cresce, é impossível que se exponencializem na sua vida a prosperidade e o transbordo.

A pessoa que está bloqueada no aprendizado por vezes é perfeccionista. Acha que seu conhecimento ainda não é suficiente. Pensa que precisa de mais um curso, mais uma formação. Acredita que ainda não está pronta – e por isso boicota o crescimento de que precisa e que merece.

O bloqueio de aprendizado está diretamente relacionado com insuficiência, com não se enxergar da maneira como realmente é, com as capacidades que já tem e que já podem ser muito transformadoras na vida das pessoas. Entenda uma coisa: quem está bloqueado no aprendizado sente-se injustiçado com frequência.

Você já ouviu falar em colecionador de sementes? Aquela pessoa que tem várias sementes, junta todas elas, mas não planta nenhuma. E, porque não planta, não tem frutos. O bloqueio de aprendizado faz a pessoa manter-se com as sementes nas mãos sem plantá-las – e, assim, não tem como o crescimento existir.

VOCÊ É UM PROJETO DE **DEUS** CRIADO PARA **DAR** CERTO

PARA VOCÊ VERDADEIRAMENTE ALAVANCAR SUA VIDA, SEU PROPÓSITO E SEUS RESULTADOS, VOCÊ PRECISA DO OUTRO. AFINAL, A VIDA É COMO UM QUEBRA-CABEÇA — E A PEÇA QUE VOCÊ PRECISA ESTÁ COM O OUTRO.

Marcos Fiel

Você se identificou bloqueado nesses quatro caminhos? Se não, sugiro que leia novamente. Afinal, todos somos bloqueados em algum nível. Se sim, acredito que você tem um desejo gigantesco pelo desbloqueio na sua vida.

Você quer desbloquear. Mas... por quê?

POR QUE VOCÊ QUER DESBLOQUEAR?

Se você chegou até aqui, é porque seu desejo de remover seus bloqueios está muito alto. Então, agora, você tem a oportunidade de escrever e reforçar a seguinte declaração: **Eu quero remover os meus bloqueios.** Escreva agora mesmo:

_____

_____

Você quer ser desbloqueado. E eu quero explicar as razões por trás disso.

Eu preciso que você entenda uma coisa para nunca mais esquecer: quanto maior for o seu porquê, mais fácil será o seu como. Em outras palavras, desbloquear é muito difícil se você não entender realmente o porquê de você querer remover seus bloqueios.

Para ajudá-lo a entender por que você quer remover esses bloqueios, permita que eu faça algumas perguntas muito importantes.

a) O que vai mudar na sua vida quando você estiver vivendo em um próximo nível?

_____

_____

b) Quais desafios você tem hoje e que realmente estarão superados em um próximo nível?

_____

_____

A ZONA DE CONFORTO ACABA COM O MOVIMENTO E O CONFRONTO

Diante de uma vida com caminhos bloqueados, é necessário abandonar todo conforto que possa existir em manter-se como está e abraçar a única coisa que pode realmente remover seus bloqueios e levá-lo para um próximo nível: a decisão de viver o confronto.

Existem, dentro de você, emoções e uma espiritualidade gritando para ir além, para romper, para avançar para um próximo nível. Para crescer, prosperar e transbordar. E você entenderá o porquê de a força de vontade não ser o bastante para lutar contra programações mentais que foram instaladas no seu inconsciente ao longo de toda a sua vida.

Seu cérebro pode até estar pedindo conforto e estabilidade, mas você não atendeu ao pedido. Só de ter chegado até aqui, já mandou o recado de que escolheu o movimento em vez de permanecer dormindo.

O conforto acomoda, mas verdades trazem movimento. E seja sincero: seus dias mais incríveis, aqueles dos quais você se lembra com alegria e saudade, não foram comuns. Foram dias em que você estava em movimento. Dias em que você rompeu com a ideia de ficar de qualquer jeito, fazendo qualquer coisa, e se permitiu viver algo incrível.

UMA NOVA ORDEM

Até agora, ao longo das mais de 150 páginas que já leu, você percorreu muitos aprendizados. É possível que já tenha, inclusive, tomado decisões e escolhido mudar diversos comportamentos. E isso é muito bom.

Entretanto, é meu dever reforçar que nada disso será permanente se não for programado mentalmente no seu subconsciente. Mais do que isso, preciso dizer que nada disso poderá ser registrado no seu subconsciente se o General continuar evitando a chegada do novo.

Mas cuidado! Ao ler isso você pode ser tentado a querer **dar um fim** no General. Mas esse não é o caminho. O General não é um inimigo. Muito pelo contrário, é um guardião. Ele apenas impede a entrada do desconhecido porque cuida de você.

Para que o novo possa ser registrado e você possa realmente ter acesso a transformações profundas, será necessário que o guardião do portal **durma**.

Por isso, a partir de agora, você tem uma ferramenta para usar todas as vezes que o General tentar evitar você de acessar o novo (e consequentemente de se desenvolver). Você mandará o General dormir.

É claro que não em voz alta. Porque ninguém iria entender nada. Seria estranho. Imagine você tomando um café, lendo o livro, e gritando: "Vai dormir, General!". Acho que as pessoas ficariam preocupadas. E assustadas.

VOCÊ É UM PROJETO DE **DEUS** CRIADO PARA **DAR** CERTO

O CONFORTO ACOMODA, MAS VERDADES TRAZEM MOVIMENTO. E SEJA SINCERO: SEUS DIAS MAIS INCRÍVEIS, AQUELES DOS QUAIS VOCÊ SE LEMBRA COM ALEGRIA E SAUDADE, NÃO FORAM COMUNS.

Marcos Fiel

Mas esse comando, que é para um general que atua na mente, funciona muito bem nos seus pensamentos. Pode até parecer bobo, mas não é.

Você usará esse comando toda vez que começar a ouvir em seus pensamentos coisas como: *isso não é bem assim...*; *para mim isso nunca vai funcionar*; *na verdade não é tão simples*; *eu já tentei e nunca deu certo*.

O comando "Vai dormir, General!" deve ser usado toda vez que, intencionalmente, você estiver escolhendo algo novo que é necessário para você evoluir.

Vamos testar?

Ao ler as frases a seguir, diga (mentalmente, não se esqueça...) e escreva nas linhas um forte **Vai dormir, General!**

- Você sabe que essa história de evoluir não é bem assim. Não é para todo mundo que isso funciona...

- Todo mundo vive "aos trancos e barrancos", é bobagem imaginar uma vida de crescimento.

- Sua personalidade é assim mesmo. Você nasceu assim e não dá para ser diferente. É o seu jeito.

- Se você é assim desde criança, como poderia mudar agora? Acreditar nisso é bobagem!

VOCÊ É UM PROJETO DE **DEUS**
CRIADO PARA **DAR CERTO**

CAPÍTULO OITO

—————————————— 8

O SEGREDO —
O CARDÁPIO DE
NECESSIDADES

Como disse anteriormente, você só tem aquilo que tolera. E só toleramos aquilo que não encaramos como necessidade de que seja diferente. Se você encara determinada situação como uma verdadeira *necessidade*, não tolera que a situação continue do jeito como está.

Calma que vou explicar.

Um casamento só é ruim porque você tolera que ele fique ruim; quando entra no seu padrão de necessidade ter um relacionamento próspero, você faz o que for preciso para isso.

Viver sempre sem dinheiro é algo de quem tolera passar a vida inteira sem dinheiro. Quando acorda sua mente e decide não tolerar mais viver assim, você acessa ambientes (já falamos sobre isso), conhece novas pessoas, tem novas ideias e, naturalmente, tem novos resultados financeiros. No entanto, esses resultados só chegaram porque entraram no seu padrão de necessidade – que mudaram seus ambientes. É engano pensar que só não tolerar viver sem dinheiro basta: não tolerar, mas manter-se sempre nos mesmos ambientes, com as mesmas pessoas, significa ter sempre os mesmos resultados.

VOCÊ É UM PROJETO DE **DEUS** CRIADO PARA **DAR CERTO**

PORQUE ACREDITAMOS QUE SOMOS COMO GALHOS, QUE SÓ PODEM SE MANTER VIVOS, ALIMENTADOS E GERANDO FRUTOS QUANDO REALMENTE ESTÃO LIGADOS À FONTE.

Marcos Fiel

Quando algo se torna necessidade para nós, o Criador entra em ação: "o meu Deus, segundo as suas riquezas, suprirá todas as nossas necessidades em glória".[24]

Posso dizer uma coisa? Nunca que você entendeu! Mas eu faço questão de explicar.

SEGUNDO A RIQUEZA DE DEUS

O texto de Paulo aos filipenses é muito claro.

Ele instrui o povo deixando claro que Deus, segundo as riquezas dele mesmo, supriria as necessidades do seu povo.

É importante você entender duas coisas fundamentais nesse contexto.

SÓ É POSSÍVEL TENDO CONEXÃO COM A FONTE

A primeira é que tudo de que estamos falando parte do pressuposto de que sua inteligência emocional faz parte da sua vida. E que sua vida só é realmente plena quando você está conectado com a fonte. Foi o próprio Jesus quem explicou isso dizendo: "Eu sou a videira; vocês são os ramos. Se alguém permanecer em mim e eu nele, esse dá muito fruto; pois sem mim vocês não podem fazer coisa alguma".[25]

É por isso que a forma como o Criador diz que seremos supridos faz toda a diferença. Porque acreditamos que

---

24 Filipenses 4:19.
25 João 15:5.

somos como galhos, que só podem se manter vivos, alimentados e gerando frutos quando realmente estão ligados à fonte.

Além disso, o mais importante aqui é entender que aquilo que foi prometido aos filipenses, pela graça de Deus, foi estendido a todos os seres humanos.

Nós, que somos apenas criaturas, somos também alvos da bondade plena do Criador.

Isso já precisa virar uma chave poderosa em você: a de que você não está sozinho. Você não está lutando sozinho. Não tem sozinho o interesse em viver de forma próspera e abundante. Isso é desejo do próprio Criador.

Segundo as suas riquezas, Deus poderia suprir você de várias formas. Mas escolheu suprir com suas próprias riquezas.

Ele poderia ter dito que supriria nossas necessidades segundo nosso plantio, como funciona no princípio da semeadura; ele poderia ter escolhido suprir nossas necessidades de acordo com a proporção da própria fé, como funciona com o uso dos dons. Mas não foi nenhum desses modos que o Criador escolheu.

Deus disse, por meio de Paulo, que supriria a necessidade do ser humano *segundo suas próprias riquezas*. Não segundo as nossas. Não de acordo com nosso merecimento. Não a partir daquilo que entregarmos previamente. Mas segundo Suas próprias, e infinitas, riquezas.

É apenas a partir dessas duas verdades (a de que prosperamos ligados à fonte e a de que o Criador supre de acordo com as próprias riquezas) que podemos mensurar o tamanho da provisão à qual podemos ter acesso.

Porque ser suprido por quem é proprietário *de todo o ouro e de toda a prata* muda o cenário. Torna as possibilidades infinitas. É ter acesso a recursos infinitos – os do Criador – para suprir necessidades finitas – as nossas.

A vida é muito diferente quando temos problemas finitos e soluções infinitas. Mas esse acesso só é possível estando conectado à fonte.

Vale ressaltar, no entanto, que é necessário prestar atenção a todo o texto. A fala de Paulo não termina dizendo que Deus supriria de acordo com as próprias riquezas. Paulo disse que Deus agiria segundo suas riquezas, mas de acordo com as nossas necessidades.

E é aqui que tudo muda.

QUAIS SÃO AS SUAS NECESSIDADES?

"Olha, eu não tenho ambições. Tendo o suficiente para sobreviver já está ótimo. Não preciso de muito." Com certeza você já ouviu alguém dizendo algo mais ou menos assim. E provavelmente já viu, inclusive, pessoas assim condenando ou até julgando quem tem muito e vive uma realidade de abundância.

Mas deixa eu falar uma coisa.

Deus supre suas necessidades seguindo as riquezas que ele mesmo tem.

Quando um homem, pai de família, enxerga simplesmente a necessidade de alimentar sua família e não deixar que falte energia elétrica, comida e água, é exatamente isso que vai acontecer. Porque *Deus, segundo Suas riquezas, suprirá todas as suas necessidades.*

Se essas são as necessidades desse homem, ele buscará conhecimento e recursos para suprir essas específicas necessidades – e essas o Criador suprirá.

Agora considere outro homem.

Considere o fundador da Microsoft, Bill Gates. Um dos homens mais ricos do mundo. Possivelmente, para muitos, alguém que não tem mais necessidades a serem supridas. Talvez você até pense que ele não precisa mais de ninguém, nem de Deus, para atender suas necessidades.

Mas isso é um engano. Manchetes como "Bill Gates defende revolução digital contra a fome mundial"[26] são frequentes há mais de vinte anos. Porque, para Bill, matar a fome do mundo é uma necessidade. No coração de Bill Gates existe uma necessidade gigante, feroz, pela qual ele se dedica todos os dias. Ele faz a parte dele.

Há quem se preocupe só consigo mesmo. Há quem enxergue a necessidade de todos. Deus supre ambos.

Desde que criou a Fundação Bill & Melinda Gates, Bill tem se dedicado àquilo que para ele é uma necessidade. Em uma matéria de 2017,[27] registrava-se uma doação de 4,6 bilhões de dólares de sua própria fortuna. A matéria também relembrava outras doações do

---

26 FRANCE Presse. Bill Gates defende revolução digital contra a fome mundial. **G1**, 23 fev. 2012. Disponível em: http://g1.globo.com/mundo/noticia/2012/02/bill-gates-defende-revolucao-digital-contra-a-fome-mundial.html. Acesso em: 23 mar. 2023.

27 BILL GATES faz maior doação de sua fortuna desde 2000. **G1**, 15 ago. 2017. Disponível em: https://g1.globo.com/economia/negocios/noticia/bill-gates-faz-maior-doacao-de-sua-fortuna-desde-2000.ghtml. Acesso em: 23 mar. 2023.

empresário: 16 bilhões de dólares em 1999 e 5,1 em 2000. E não se engane. Até para um dos homens mais ricos do mundo isso é uma quantia bastante considerável.

Sabe o que significa tudo isso? Que Bill Gates enxerga o fim da fome mundial como uma necessidade pessoal. E aí, Deus, *segundo as suas riquezas, suprirá todas as suas necessidades*.

Deus não colocou limites sobre o que podemos ter como necessidade. Ele simplesmente disse que supriria. Aliás, deixou algo bem claro: peçam, e receberão; busquem, e encontrarão; batam, e terão a porta aberta. Pois todo o que pede, recebe; o que busca, encontra; e àquele que bate, terão a porta aberta.[28]

Por isso, algo precisa estar muito vivo dentro de você: tudo aquilo que você enxerga como necessidade, isso o Criador suprirá. É o que chamamos de **cardápio das necessidades**.

Se você deseja muito algo, isso precisa ir para o seu cardápio das necessidades. É lá que as coisas começam a ser realizadas. O que estiver no cardápio pode ser suprido. O que não estiver, é porque sequer foi pedido por você. E o Criador é muito cordial: ele só vai até onde você permitir. Lembre-se de que ele não derruba a porta. Ele entra quando permitem sua entrada e a entrada das provisões que ele tem para oferecer.

A pergunta é: quais são as coisas que você gostaria muito de ter, desejaria muito viver, mas nunca sequer pediu, sequer colocou como uma necessidade? Talvez seja

---

28 Mateus 7:7-8.

VOCÊ É UM PROJETO DE **DEUS** CRIADO PARA **DAR** CERTO

DEUS NÃO COLOCOU LIMITES SOBRE O QUE PODEMOS TER COMO NECESSIDADE. ELE SIMPLESMENTE DISSE QUE SUPRIRIA.

Marcos Fiel

algum carro bastante valioso; quem sabe uma casa muito grande em um condomínio fechado; ou talvez uma renda mensal dez vezes maior do que a que você tem hoje...

Para responder a essa pergunta, vou oferecer uma oportunidade. Escreva a seguir pelo menos três itens que você já desejou, mas nunca pediu a Deus ou tentou conquistar, independentemente do motivo.

_____

_____

_____

_____

Agora que você já respondeu a essa pergunta, eu quero fazer outra. Essa pode incomodá-lo se você já estiver ganhando alguma clareza. Minha pergunta é: se você já desejou essas coisas, por que elas nunca foram colocadas como uma real necessidade a ser suprida na sua vida?

_____

_____

_____

É possível que sua resposta tenha sinais de falta de sensação de merecimento. Quem sabe você tenha sido ensinado a vida toda que querer coisas grandes é algo ruim, ganancioso, e que você deveria se afastar disso.

Eu conheço muita gente que, por uma vida toda, foi ensinada que querer coisas grandes era algo muito ruim. Talvez você seja uma delas. E, se pensou assim ao longo de muitos anos, e quem sabe de uma vida toda, realmente é muito mais difícil os resultados chegarem. Se você não se acha merecedor, não coloca seus desejos no cardápio das necessidades. E, se não vai para o cardápio, não age para conquistar. E aí vira só um sonho distante.

Isso precisa ser diferente. Mas você precisa estar disponível. Se você está disponível para acessar muito mais, escreva no espaço abaixo: **Eu estou disponível para ampliar meu cardápio de necessidades!**

_____

_____

Se você acha que não merece, não considera como necessidade. E, se não é necessário, não pode ser suprido.

A partir do momento em que você entende que o que é necessário é alcançado, o jogo muda. Por ser necessário para você, o Pai pode suprir de acordo com as riquezas que são e sempre foram dele.

Você acabou de passar por cinco passos fundamentais na caminhada para que o projeto que é você dê muito certo: primeiro, o basta; segundo, permissão, energia e movimento; terceiro, terminar tudo o que começou e sair do círculo vicioso; quarto, o diagnóstico; e quinto, o segredo e o cardápio das suas necessidades.

Diante de toda essa jornada, de todos esses passos dados, você chega a uma verdade insubstituível: todo esse caminho levou você à decisão mais poderosa possível, a decisão que pode direcionar seu caminho até o lugar em que o resultado muda de verdade. É hora de entrar na zona de confronto.

VOCÊ É UM PROJETO DE **DEUS**
CRIADO PARA **DAR CERTO**

CAPÍTULO NOVE

9

ZONA DE CONFRONTO

Facilmente, sem perceber, você entra na zona de conforto. Quando percebe, está paralisado, conformado com o conforto que já tem – por mínimo que seja – e aceitando permanecer como está. Isso acontece sem dificuldade. Às vezes, sem nem perceber, você está estagnado.

Entrar em uma zona de conforto é fácil. E fazer isso pode ser imperceptível.

Aceitar entrar em uma **zona de confronto**, não. Ninguém decide ser confrontado sem querer, sem prestar atenção no que está fazendo, porque ser confrontado implica, necessariamente, desconforto. Implica tocar em assuntos que seu General preferiria deixar quietos. Implica analisar feridas e cicatrizes que você gostaria de fingir não existirem mais.

Entrar em uma zona de confronto não é fácil.

Mas eu quero mostrar a você como fazer isso.

Algumas pessoas acham difícil ser rico. Quando eu pergunto, nos treinamentos, quem acha difícil ser rico, muitas pessoas levantam a mão, confirmando. Quando eu pergunto quem acha difícil ser milionário ou multimilionário, a quantidade de mãos levantadas aumenta muito.

É difícil ser rico. Se fosse fácil, todo mundo era. Mas também é bem difícil ser pobre. E, quando eu pergunto isso, mais mãos ainda se levantam. É difícil ser rico, mas é muito mais difícil ser pobre. As duas coisas são difíceis. A pergunta é: qual difícil você escolhe?

Entenda, não estou falando de dinheiro.

É difícil ser saudável? É. Claro que é. Muitas vezes você terá que evitar alguns alimentos, em outras oportunidades terá de fazer atividade física mesmo querendo assistir a um filme no sofá. É difícil manter os hábitos que deixam você saudável. Mas eu faço uma pergunta: é difícil viver sem ser saudável? E a resposta é: claro que sim! É muito difícil viver sem ter saúde. E, mais uma vez, a pergunta que fica é: qual difícil você escolhe?

A vida é feita de escolhas e decisões. E todas elas serão difíceis. O Mestre ensinou que aqui, nesta vida, nós teríamos tribulações.[29]

Você precisa escolher quais são as dificuldades que você prefere abraçar.

Se escolher o difícil de ser rico, haverá consequências dessa escolha: sair da zona de conforto; investir em si mesmo, abrindo mão de outras coisas por um tempo; dedicar-se a não permanecer estagnado; entre outras. Mas, se você escolher o difícil de ser pobre, também haverá consequências dessa escolha: não poder comprar e acessar o que gostaria; negar pedidos a quem você ama; viver sem ser alguém que transborda na sociedade etc.

---

29 João 16:33.

VOCÊ É UM PROJETO DE **DEUS** CRIADO PARA **DAR CERTO**

A VIDA É FEITA DE ESCOLHAS E DECISÕES. E TODAS ELAS SERÃO DIFÍCEIS.

Marcos Fiel

O mesmo vale para todas as suas decisões: se você decidir por um relacionamento tóxico será difícil, mas, se decidir por um relacionamento maravilhoso também será; se você decidir por uma empresa próspera e fluida, será difícil (acredite!); porém, também será se você decidir por uma empresa quase quebrando.

Você pode fazer sua escolha. E a pior opção é não decidir. Porque nesse caso, além de ser difícil, você viverá um difícil que escolheram por você.

Se chegou até aqui, tenho certeza de que você decidiu por uma vida próspera, abundante e transbordante na vida das pessoas que você ama e de toda a sociedade.

Ao fazer sua escolha, entenda que você não tem mais direito de reclamar. Afinal, a escolha é sua. Se escolher o difícil de uma vida sem resultado, não pode reclamar. Foi você quem escolheu. Mas escolhendo o difícil de uma vida próspera e abundante também não pode. Porque essa é uma decisão sua. E escolher essa vida de resultado e propósito é, antes de tudo, escolher entrar na zona de confronto.

A IMPORTÂNCIA DE SAIR DO NÍVEL ATUAL

No seu nível de hoje, você impacta uma quantidade de pessoas: você tem um número de clientes, de seguidores, de alunos, de representantes... Independentemente do seu ramo de atuação, você tem uma quantidade de pessoas impactadas direta e indiretamente por você. Essa quantidade não é determinada pelo seu segmento, pelo seu chefe, pelos seus funcionários, pelo país ou pela inflação. Essa quantidade é determinada pelo seu nível.

Se você sobe de nível, seu impacto aumenta.

Se no nível atual você impacta a quantidade de pessoas de hoje, quantas pessoas mais será possível impactar quando chegar no próximo degrau? É por esse segundo número ser maior do que o primeiro que é urgente você sair do nível atual e ir para o próximo. Porque não tem a ver apenas com você. Tem a ver com muitas pessoas que serão direta e indiretamente impactadas pelo seu crescimento. Se você cresce, muita gente cresce.

Mas nem todo mundo aí dentro da sua mente pensa assim. Ao ler este capítulo, sua alma diz: "É isso! Preciso avançar!". Seu General, enquanto isso, diz: "Pra que isso? Em time que está ganhando não se mexe, é melhor um passarinho na mão do que dois voando...". E seu General, que tem o papel de manter você "seguro" no nível atual, tentará impedir esse crescimento. Seu papel é responder, tomando a decisão de avançar. De não se conformar com o nível atual. E fazer isso rápido.

TREINE SUA MENTE A DECIDIR RÁPIDO

Existem três tipos de pessoas tomando decisões.

O primeiro tipo é o que pensa demais para fazê-lo. Toda vez que está diante de uma situação que precisa de posicionamento, a pessoa pensa mais um pouco. Esse padrão vem sendo construído na sua configuração mental desde a infância com você ouvindo: "1, 2, 3 e..." e demorando até chegar o "já!" ou com você escutando dos pais frases como "Pensa bem, hein? Cuidado pra não se arrepender depois...". E, porque está programado na sua mente, você repete. E, porque repete, deixa sempre para depois decisões que precisam ser tomadas.

O segundo tipo é daquelas que decidem na dor. A pessoa toma uma decisão, mas só faz isso quando a situação já está incomodando, doendo e causando prejuízo. É a pessoa que só vai ao dentista quando não aguenta mais de dor. É quem leva o carro ao mecânico só quando já não funciona mais ou quando não tem mais jeito. Esse padrão de decisão também vem da programação mental instalada desde a infância: a nota que faltava para passar de ano, o cliente que precisava entrar para não ficar no vermelho... e o padrão de "deixar para a última hora" sendo programado no seu inconsciente.

O terceiro tipo é o que eu convido você a se tornar hoje. É quem decide rápido. É quem, visualizando a necessidade e a importância da decisão, não precisa pensar muito. Porque olha, analisa e, rapidamente, percebe o que é necessário para chegar ao resultado.

VOCÊ NÃO ESTÁ SÓ

Decidir entrar para uma zona de confronto é decidir não caminhar sozinho. É decidir ter um mentor que vai mostrar o caminho. É decidir não andar apenas com quem acredita em você quando tudo está dando certo, ou andar apenas com quem tem fé. Ambos são importantes, mas é fundamental escolher caminhar também

VOCÊ É UM PROJETO DE **DEUS** CRIADO PARA **DAR CERTO**.

SE CHEGOU ATÉ AQUI, TENHO CERTEZA DE QUE VOCÊ DECIDIU POR UMA VIDA PRÓSPERA, ABUNDANTE E TRANSBORDANTE NA VIDA DAS PESSOAS QUE VOCÊ AMA E DE TODA A SOCIEDADE.

Marcos Fiel

com quem já trilhou o caminho, tem resultado e pode acelerar seus passos para você chegar mais rapidamente até ele.

Ao terminar a leitura deste livro, você terá duas opções.

A primeira é ter lido, mas continuar com a programação mental atual. Continuar sozinho. Continuar se esforçando mais, lendo mais, estudando mais, mas com bloqueios mentais que impedem que todo esse esforço se transforme em resultado.

A segunda opção é decidir não mais caminhar sozinho. É entender que precisamos de gente, e que você precisa de um mentor para essa caminhada. Quem sabe esse mentor seja eu. E ficarei muito feliz em estender a mão para construir junto com você uma vida em que você vive tudo o que nasceu para viver.

Esse processo de mudança, de crescimento, certamente trará dores. O confronto incomoda, mas faz crescer. O conforto alegra, mas faz parar. Eu estou dizendo que abrir mão, por pouco tempo, de ter conforto para passar a ser a pessoa que merece ter tudo o que deseja é a melhor decisão que você pode tomar.

Não se engane: crescer dói. Para crescer, é necessário desapegar. Sem desapegar é impossível alcançar o próximo nível da sua vida.

Quando decidi ir para o próximo nível da minha vida e comecei a investir em mim, tive de me desapegar de muitas coisas. Fui para uma casa menor, cortei várias atividades minhas de lazer, tirei minha filha do curso de inglês, cancelei a matrícula dela no balé, paramos de jantar fora e viajar... Porque, para ir para um próximo nível, era necessário desapegar. Era necessário piorar para depois melhorar. Eu sabia que o sacrifício seria temporário. E que a recompensa seria para sempre.

Hoje, muitos anos depois, posso proporcionar tudo isso e muito mais não apenas para mim e para minha família, mas para muitas famílias. Porque aceitei o processo para viver abundantemente meu propósito.

Se você chegou até aqui na leitura, é justamente porque já entendeu que não é mais esforço que o levará até o resultado pretendido, e sim a decisão genuína de entrar em uma zona de confronto, reprogramar sua mente e caminhar em direção a novos padrões mentais, de abundância, de crescimento e de avanço.

Se você toma essa decisão, sabe o que acontece ao encerrar esta leitura? Você não caminha mais sozinho. Você não aceita mais ficar sem crescer. Você não tolera mais uma vida sem avanço. Você não se conforma mais em ter que se esforçar o tempo todo para acessar as coisas que deseja e merece. Você escolhe avançar para seu próximo nível. E aí seus dias nunca mais serão os mesmos.

Você não se levantará de manhã para trabalhar. Você se levantará todas as manhãs para servir ao Criador e às pessoas cumprindo o propósito para o qual você nasceu.

Você não desejará mais todos os dias conquistar, conquistar e conquistar. Você desejará todos os dias evoluir cada vez mais para ser sua melhor versão.

Você não colocará no outro a culpa por as coisas não darem certo para você. Você assumirá a responsabilidade de construir sua história, romper com seus bloqueios e criar seu futuro.

VOCÊ É UM PROJETO DE **DEUS** CRIADO PARA **DAR CERTO**

O CONFRONTO INCOMODA, MAS FAZ CRESCER. O CONFORTO ALEGRA, MAS FAZ PARAR.

Marcos Fiel

Você não viverá sem energia, fazendo menos do que o combinado e esperando que as coisas caiam do céu. Você viverá com energia, fazendo mais do que o combinado e transformando em realidade aquilo que um dia foi apenas desejo.

Por ter chegado até aqui, você, sabendo que é um projeto de Deus criado para dar certo, sabe que a mensagem que recebeu neste livro, e iluminou você, agora também é sua. Você sabe que, assim como eu iluminei seu ser com esta mensagem, assim também agora você a levará para muitos.

Você sabe que há pessoas sofrendo por carregarem um peso que não é delas. Você sabe que há pessoas sofrendo por transferirem a responsabilidade e não assumirem o governo de suas próprias histórias. Você sabe que há pessoas sofrendo porque toleram uma vida menor do que aquela que realmente nasceram para viver. Você sabe que há pessoas trabalhando, esforçando-se, pagando o preço... mas sem a mínima consciência de que bloqueios emocionais travam. E agora você sabe também que cada uma dessas pessoas é um projeto de Deus criado para dar certo. E que é hora de acordar a sua mente, assumir o seu posicionamento, entrar para uma zona de confronto e crescimento e, finalmente, percorrer o caminho que o levará a prosperar sete vez mais em todas as áreas da sua vida.

Por tudo isso, agora, eu quero fazer um último convite a você.

Respire.

Respire e seja grato.

Respire e seja grato, porque o ar que você está respirando neste exato momento é o ar que milhares de pessoas gostariam de ter e não têm.

O ar que você está respirando (e a leitura que está fazendo) é a prova de que você está vivo. De que tudo que poderia ter derrubado você, na verdade, trouxe mais força para si. É a prova de que você chegou até aqui. E que agora você pode ser sua melhor versão.

Respire. Respire e seja grato.

Você é um projeto de Deus criado para dar certo.

TRANSBORDE!

Parabéns por ter terminado aquilo que você começou!

Ao iniciar esta leitura, você entrou para um grupo de pessoas que começa. Mas, ao chegar até o final, você passou por um funil e agora faz parte de um grupo muito mais seleto, que é o de pessoas que verdadeiramente terminam aquilo que começam.

Você, neste livro, caminhando comigo, ganhou consciência do seu nível atual e acessou o diagnóstico de tudo aquilo que agiu como uma trava nesse nível, sem acessar o melhor de Deus que já está preparado para você.

A partir de hoje, portanto, você não caminha mais sem entender quem é, onde está, por que está e para onde pode ir. A partir de hoje, você caminha sabendo qual é o melhor trajeto para ser confrontado a viver tudo aquilo que nasceu para viver.

Você, um projeto de Deus criado para dar certo, tem um propósito. E nunca mais aceitará uma vida em que você apenas trabalha. Você, assumindo o governo da sua história e da sua vida, decide por servir a um propósito e ser abundante sobre a Terra.

Eu convido você a seguir nesta jornada. Eu confio que você nunca mais vai parar. Eu faço o convite de abraçar um caminho de crescimento exponencial, cujos frutos não apenas você colherá, mas sua família, as pessoas que você ama e toda a sociedade. Porque você nasceu para nada menos do que isto: crescer, prosperar e transbordar.

VOCÊ É UM PROJETO DE **DEUS** CRIADO PARA **DAR CERTO**

VOCÊ NÃO DESEJARÁ MAIS TODOS OS DIAS CONQUISTAR, CONQUISTAR E CONQUISTAR. VOCÊ DESEJARÁ TODOS OS DIAS EVOLUIR CADA VEZ MAIS PARA SER SUA MELHOR VERSÃO.

Marcos Fiel